筑摩選書

岩田健太郎

Iwata Kentaro

医療につける薬

内田 樹・鷲田清一に聞く

医療につける薬　目次

事者」とは誰か／医療の言葉と日常の言葉／医学は幻想を扱う／時間的な「前後」と空間的な「前後」／物理時間としての「今」と行為としての「今」／ガイドラインには落とし込めない／医療と司法は本来馴染まない／死への準備／専門家の矜持、市民の矜持／市民社会は相互依存／介護職の危機／「ありがとう」は祝福の言葉／「患者様」は大不評／医者の能力／身体イメージは物理時間に先行する／時間をずらす／痛みは言語的に編成される／「わたし」の根底にあるもの／「おばさん」的思考？

あとがき　275

医療につける薬

内田樹・鷲田清一に聞く

はじめに

こんにちは。岩田健太郎です。感染症などを診ている医者です。

本書は医療倫理に関する本です。医療における倫理とは、普通の社会における倫理の一バリエーションに過ぎません。すなわち、真偽ではなく、「善し悪し」で物事を判断することを言います。倫理とは、「よい」「悪い」という価値判断の場なのです。

たとえば、医者には患者さんの個人情報を正当な理由なく、患者さんの同意なくして第三者に漏洩してはならない、という「守秘義務」があります。それは倫理に照らし合わせてそうなのですが、よく考えたら、そんなのどこの社会でだってそうですね。Aさんの個人情報を正当な理由なく、Aさんの同意なくして第三者に漏洩するのは、倫理的には問題です。

というわけで、医療倫理も、一般社会における倫理の一亜型に過ぎません。では、なぜ単に「倫理」と言わずに「医療倫理」なのかというと、医療の世界特有の特徴もあるからです。たとえば、ぼくたちは人の身体に針を刺したり、メスで切り裂いたりする権利を持っています。普通だったら傷害罪で逮捕されるところを、そうはならないのは、我々が医療の世界にいるからであり、それを社会が容認しているからです。

　では、どういうときにどういう患者に針を刺したり、メスを入れることが容認されるのか。それは、医学的な判断問題でもありますし、倫理の問題でもあります。むろん、正当な理由なくして患者を刺したり、メスを入れることは「倫理的に」容認されません。

　まあ、医療倫理とはこういうことです。臓器移植、脳死判定、尊厳死、人工中絶……医学の世界にはたくさんの倫理的な問題が横たわっています。テクニカルで難しい問題ばかりに見えますが、要するにこれらの問題も、医療という独特の世界において倫理的に容認されるのか、されないのかを検討すべき問題です。医療倫理の問題は、一般社会における倫理の問題の一亜型として、そして同時に医療・医学に特有の問題として、我々の前に立ちはだかります。

　ぼくは現場で診療する医者ですから、医療に関する倫理に無関心でいられません。自らの言動が患者や患者の家族に対する倫理性を担保しているかどうかは、ぼくらにとってはとても深刻なテーマです。

　それと、ぼくは神戸大学医学研究科倫理委員会の委員長でもあります。倫理委員会の主な役割は患者を対象にした研究活動、臨床研究と呼ばれるものが倫理性を担保しているかどうかを検討することにあります。ぼく自身臨床研究を行いますが、自分の研究計画書を倫理委員会に審査してもらっていました。そこでいろいろな質問を受けるのですが、「それって倫理の問題と関係ないんじゃないですか」とか「そのご指摘は的を射ていないのではないでしょうか」と思うことが多々ありました。普通、大学のような場所で審査を受ける立場にいる人はしおらしく、大人しく、審査委員のコメントや質問をじっと聞いているものですが、ぼくは納得いかないことはズケズケ言ってしまうほうなので（空気を読めない「ふり」をするのが得意なのです）、「それって筋の通らないコメントだと思います」と何度か反論しました。あいつは倫理の問題に一家言ある奴だ、というわけで、いつか自分自身倫理委員会のメンバーになり、そのままズルズルと委員長に就任、まあ、こういうわけです。

倫理委員長ですから、厚生労働省が出している各研究の「倫理指針」はよく存じています。アメリカをはじめとする世界各国の医療倫理の原則も存じています。ヒポクラテスの誓いとか、ヘルシンキ宣言など、各種の医療・医学に関わる倫理指針も心得ています。倫理学の専門家ではありませんが、カント倫理学の定言命法やルソーの社会契約論、ロールズの正義論、リバタリアニズム、ハーバーマスやサンデルの共同体主義なども勉強しました。

しかし、ぼくはここでもあまり得心がいきませんでした。「指針」はこうしなさい、ああいうことをするな、と我々になすべきこと、なさざるべきことを教えます。しかし、「なぜ」そうしなければならないのか、「なぜ」そうしてはいけないのか、については十分に腑に落ちるものではありません。少なくとも、腑に落ちない部分も多いです。

たとえば、インフォームド・コンセント。医療倫理における基本事項とみなされるこのインフォームド・コンセントは研究においても診療においても必要不可欠なものとみなされています。

が、現実にはこのような書式手続きは医者と患者の心の距離を遠ざけ、医療の世界をよりギクシャクとしたものにしてしまいました。少なくとも、ギクシャクの一因にはなっています。このようなインフォームド・コンセントのダークサイドを顧慮することなく、「指針」にそう書いてあるから、という手続き的、形式的なコンプライアンスの遵守は、医者の魂を手続きに売り渡してしまっていることであり、ある意味、倫理に悖《もと》る態度と言えないでしょうか。事実、標準治療と比較する臨床研究などについては、インフォームド・コンセントは必要ないんじゃないか、なんて議論もアメリカでは起きています（**Kim SYH, Miller FG.** ***The New England Journal of Medicine.*** **2014;370〈8〉:769–72**）。

倫理とは、他人に言われて、規則や手続きを踏襲すれば事足りるものではないと思います。むしろ、医療者一人一人が自らの魂から発露し、だれからも強制されたり監視されることなく、心の底から倫理的な精神をもって医療を行い、その振る舞いが十全に倫理的であることが大事なのだと思います。こう考えてみると、書式的な倫理指針を整備するということは、医療者の倫理的精神を堕落させ、「この指針を踏襲していればよいのだよね」と言わせてしまう意味で、逆説的に非倫理的な代物ですらあるのです。厄介ですね。

医療現場で診療する医者にとって、医療倫理は大事で厄介な問題です。これをどう扱うべきか。ぼくは考えました。「カントはこう言っている」「サンデルはこう書いている」といった、「お勉強」としての倫理学ではない、リアルな倫理を考えました。そして、考えた内容を一冊の本にまとめることにしました。

くしくも執筆中に東日本大震災が発生し、ぼくの魂は（多くの日本人同様）大きくこの震災に引きずられました。同じ頃、尊敬する医師であり医療人類学者であるポール・ファーマーの著作を翻訳する機会を得ました。二〇一〇年のハイチにおける大地震やルワンダの虐殺などと対峙するファーマーの記録でした（『復興するハイチ』みすず書房、二〇一四）。

ぼくはそのとき愕然としたのです。ぼくは東北の地震にこんなに魂を揺さぶられている。なのに、スマトラ沖の地震と続いて起きたバンダ・アチェの津波とか、四川の大地震とか、ハイチの地震やコレラの流行とか、ルワンダの虐殺に魂を揺さぶられていなかったのです。知識としては「そういうことが起きている」のはわかっていましたが、東北におけるそれのような魂の揺さぶりは起こらなかったのです。その事実にぼくは戦慄しました。

すべての医療倫理が、患者と病を平等に扱うよう我々に要請しています。しかし、ぼくの魂は世の中の悲惨に平等に発動しないのです。

医療現場に即した医療倫理に関する論考は、こうして『ためらいのリアル医療倫理』（技術評論社、二〇一一）という本にまとまりました。リアルな医療倫理は、白黒はっきりするような、竹で割ったようなものではなく、むしろためらいを伴う、躊躇を伴うものなのではないか。我々は生命や患者を平等には扱えない。その魂は情的、時間的、空間的な距離と相関する。より近いものに魂が揺さぶられる。現に、二〇一四年の現在、我々の魂は東北での震災の悲惨を忘れつつある。いや、ビビッドな記憶があまりに長く残っていれば、それは我々の魂を崩壊させてしまう。忘れてはいけない。けれども、忘れなければいけない。相反する、あるいは矛盾する概念を同時に飲み込まねばならない。自然に忘却していく我々の魂にときどき釘を刺すように、我々は「記念日」を作って思い出す。本書にもあるように、法事とは我々の祖先が作った実によくできたシステムだと思います。

その「不平等さ」に自覚的であり、そのような情けなさにためらいながら、それでも日常の医療活動を毎日細々と行っていくことこそ、医療現場での倫理的な振る舞いに若干近づく方法なのではないか、と（恐る恐る）考えたのです。残念ながら、『ためらいのリアル医療倫理』は医療界でほとんど話題にもならず、その考えは読者に十分に理解されたり、納得されたりしなかったようなのですが。

ぼくはその後も迷いました。医療現場では倫理的な問題が山積みです。これをどう扱ったものだろうか。我々は毎日決断をせねばならず、「問題先送り」はできません。診断について、治療について、意思決定を繰り返さねばなりません。

では、どうすればよいのか。

ぼくは考えました。こういうときは、対話が必要だ。他者との対話が。他者の言葉を聞いて、自分の考えや魂に揺さぶりをかけるのだ。

対話の相手は決まっていました。内田樹《たつる》先生と鷲田《わしだ》清一《きよかず》先生です。両者ともにぼくに静かで豊かな言葉を与えてくれます。自分が思いもしなかった言葉をくださる方です。二〇一一年の震災後、ぼくは内田先生、鷲田先生たちにお願いし、お金集めのためのチャリティー・シンポジウムを開催しました。そのときの体験から、「倫理についてお話を聞くなら、この二人だ」とぼくは確信していました（このときの模様は『有事対応コミュニケーション力』〈技術評論社、二〇一一〉にまとめられています）。

「予想通り」、お二人からはぼくが「想像もしなかった」言葉をたくさんいただきました。本書はこれをまとめたものです。構成からして「イワタが内田先生と鷲田先生に教わりにいく」という主旨で作った本ですので、著者は内田樹、鷲田清一、聞き手、イワタとすべきだと思います。しかし、ご両人のたっての希望で、ぼくの名前が著者名にあがることになりました。「これをイワタの本と呼ぶのはおかしいんじゃないか」というお叱りを受けるかもしれません。まあ、まったくその通りだと思います。

医療の世界は、医療の世界の符丁に慣れ過ぎています。医者は記憶力がよくて、勉強家が多いですから、多くの人がヒポクラテスの誓いや「倫理指針」を暗記しています。しかし、そのような知識があるという点で止まってしまい、満足してしまうことも多いです。我々医者のインナーサークルの外から、我々が聞いたことがない言葉を聞く必要があるのだと思います。多くの医療者に本書を読んでいただけると幸いです。

患者についても、そうです。ぼくは患者というのはやはり医療の世界のインナーサークルにいるひとりのプレイヤーだと思っています。決してアウトサイダーではありませんし、あるべきでもないでしょう。そのインサイダーたる患者も、やはり「医療の話法」に慣れてしまい、根源的に考える機会はあまりないように思います。医療についていろいろ感じておいでであろう患者さんやその家族の方たちにも、本書はぜひ読んでいただきたいと思っています。

いつものように「はじめに」が長くなりました。お待たせしました。では本編をどうぞ。

第一部

医療はラグビーチーム型で

鷲田清一
岩田健太郎

医学部は特殊？

岩田　鷲田先生は、医学部が醸し出している雰囲気について、どのような印象をお持ちですか。

鷲田　国立大学の医学部は、ちょっと特殊なところがあります。

岩田　外から見た感じですと、阪大は突出して特殊ですからね。

鷲田　そうなんですか。阪大は「特定機能病院」といって、高度先端医療に特定した病院で、一般の病院や診療所からの紹介で受診するというのが原則です。ちょっとした風邪なんかで飛び込んでも診てもらえない。神戸大もそうですよね。それと阪大の場合、いい意味でも特殊なところがありました。一九四一年に、日本で初めて「医学概論」という講義が開講されたんです。澤瀉《おもだか》久敬《ひさゆき》という哲学の先生が、退官されるまでずっと担当されていました。

岩田　澤瀉先生が書かれた『医学概論』のオリジナルは拝見してないんですが、それを紹介したもの（『思想としての「医学概論」』岩波書店、二〇一三）は読んだことがあります。

鷲田　医学部の一番重要な講義を哲学教師が担当していたわけで、医と命の基本が説かれました。それを引き継がれたのが、医の倫理に先駆的に取り組まれた中川米造《よねぞう》先生で、その後は医学部教授によるリレー講義に変わってしまいました。それには哲学や法学の教授も参加しています。

岩田　医学概論という講義のあり方にも、今はいろいろと問題があるんです。僕も二つの大学で医学概論の講義を受け持ってるんですが、本質ではなく、形なんです。形式的な教養になっているという印象がどうしても拭えません。哲学の世界ではどうなんでしょうか。哲学でも、概論的な講義では事物的なことを教えるんですか。たとえば、この人は歴史的にこういう発見をしたとか。

鷲田　いや、それはないですね。それは「西洋哲学史」という講義で教えるものだから。哲学概論はズバリ「哲学とはなにか」を真正面から講義するものです。医学概論のほうはリレー講義になって、一人の教師が一年間責任を持って学生の指導に当たるということがない。講義を分担することは責任の分担ということですから、なんと言っても「覚悟」が違ってきます。僕が阪大にいた時、医学部でも五年間授業を持ってたんですが、当時の総長が医学部出身だった。その人に「先生、授業三コマぐらいですか?」って訊かれて「いや、五コマはやってますよ」って答えたら「五コマですか。僕らだって五コマぐらいやってますよ」と言う。でも、その先生は年間五回なんですよ。僕は週五コマ（笑）。

岩田　他の学部と比べても、やはり医学部は一人の教官が担当する授業数がものすごく少ないですね。僕だって年間十回ぐらいですよ。もちろん病院実習はありますけど、それ以外の授業は非常に少ない。いいことか悪いことかわかりませんけど。

鷲田　医学部は専門の授業がいっぱいあって、学生にも余裕がない。教育課程に大きな問題があるように思います。

岩田　どうしたらいいんでしょうね。

鷲田　僕が敬愛している医学部の先生は、一年生が入ってきたら、まず病棟に連れて行くんです。すると学生たちは、いろいろショックを受けるらしい。こんな医療でいいのか、いったい誰のための医療か、とかね。阪大では学生の自主研究を表彰しているんですが、その学生たちが四年生になると「今の患者さんがいかにわがままか」ということをテーマに発表したりする（笑）。つまり、四年間で一八〇度立場が変わってしまう。その先生が一年生の時にやったショック療法は、一体何だったのか。

岩田　それから五年も経って医者三年目ぐらいになると、もっと変わりますよ。現状に慣れてしまうんです。

鷲田　そうですか。やっぱり。

患者の枕元に

鷲田　僕は時々、お医者さんの集まりに呼ばれるんですが、特に大学病院のお医者さんの集まりの時には、全体をざーっと見回してからものすごい嫌味を言うんです。

岩田　？

鷲田　「ここには、臨床医の先生はひとりもいらっしゃらないですね」なんて。

岩田　それはきつい（笑）。

鷲田　たしかに大学病院というのは臨床医学を謳ってはいるけれども、それがメインではない。

臨床（clinic）というのは、もともと往診医のことですから。ギリシャ語でお医者さんのことをクリニコス（clinicos）というんですけれども、これはベッドを意味するクリネー（cline）が語源になっています。つまり臨床とは、「病む人が横たわっているベッドに出かけていく人」のことを指すんです。希英辞典でclinicosという語を引くと、「belonging to a bed」と書いてあります。要するに、患者さんのところに出かけていく医者（physician）のことをクリニコスと言う。

岩田　日本語の「臨床」という言葉は、その直訳なんですね。

鷲田　そうなんです。患者が横たわっている床に臨むということです。それで大学病院の先生たちに「今ここにいらっしゃる先生方は、患者さんが来るのを診療室で待っておられる。動くのは患者さんのほうですね。だから先生方は臨床医ではありません」って嫌味を言うんです（笑）。いっそのこと、建物のない病院というのを考えたほうがいいんじゃないか。まあ、これは極端かもしれませんけど。地域医療って、まさにそういうものでしょう。

岩田　ええ。在宅診療というのは、一応そういうかたちになっています。たしかに患者さんが家にいるというのはよいことで、家を訪ねて行って初めて、わかることがいろいろあります。その人の好きな雑誌や本、好きなお菓子や果物、好きな家具や食器なんかも自宅を訪問して初めてわかりますね。ぼくは今、自身で在宅診療はしていませんが、在宅診療ならではの素晴らしさというのはあると思います。昔はほとんどの患者がこういうふうに往診を受けていました。

かかりつけ名医

鷲田　僕は総長になってからほどなくがんが見つかって、三カ月ほど入院したんです。阪大に十数年間いて、実は一度も健康診断を受けていなかった。嫌いやし（笑）。総長になって二カ月ほど経った時、ちょっと身体の不調を感じた。まあ、たいしたことないと思ったんですけど、一応念のために調べることにしたんです。立場上、病気になれなくなったのでね。それで、若い時からお世話になっている近所の先生のところに行きました。

その先生は当時九十近かったんですが、かつては小学校の校医もやっておられた方です。ご夫妻ともに医者で、それにもう一人、阪大出身で、老人医療に取り組んでいこうと大学病院を飛び出して、そこに就職された方がいて、三人体制で病院をやってらした。そこで診てもらったんです。

最初に受診したときには、特に問題ないと言われて家に帰ったんです。ところが翌日、僕が家にいない時に電話がかかってきて、検便をすると。それでがんだとわかった。大先生が阪大病院にカルテを回してくれて、すぐ精密検査です。あとでその先生に「どうしてあの時、ちゃんと調べてみようと思われたんですか」と訊いたら、「あんたみたいな医者嫌いが、あのくらいのことで来るなんておかしいと思ったから」と（笑）。所見では何も出てこなかったけれども、ちょっと気になった。そうおっしゃるんですね。つまりその先生は、僕の性質《たち》をよく知っているわけ。

もう何十年も診てくださっているから、僕がどういう時に医院に来るかということを熟知しておられる。それで「あんたがあれぐらいで来るなんておかしい」。そんなことはめったにないから、ちょっと全体を調べたほうがいいということで、がんが見つかったんです。

その先生は、患者の性格・タイプまで知り尽くしたうえで体調を判断して、いろいろと尽力してくださる。だから、初対面の先生に診てもらうのとは全然違うんですよ。がんが見つかったのは、本当にその先生のおかげだなと思っています。

岩田　お付き合いが長いんですね。

鷲田　そうですね。二十代からですから、四十年近くになりますね。行った時にはお喋りばかりしてるんですよ。仕事のこととか家族のこととか、そういうことを十五分ぐらいお喋りするだけ。一、二年に一回ぐらいしか行きませんからね。普段はめったなことでは行かない。頻繁に行くのは、花粉症の時ぐらいですかね。

その先生は八十ぐらいまでタバコを吸っていて、タバコ吸いながら診察してたんですよ。採血すると、腰を上げるのもおっくうで、使った注射器をちょっと離れた容れ物に向かってポーンと投げる。それがまた、うまく入るんですよ（笑）。そういう振る舞いだけ見ていたら、なんてひどい横着な医者だろうと思うかもしれないけど、僕にしてみれば、ずーっと継続して自分の人生を診てくれている先生なんです。何かあればどうせ大きな病院に送られるんだし、普段はここでいいやと思って、四十年間ずっとお世話になっていました。とにかくその先生の「この人があのぐらいのことで病院に来るのはおかしい」というご判断で、僕は救われたようなものです。阪大病院に行ったら「一年遅れてたらアウトでした」って言われましたし。だから命の恩人ですね。

往診の復活

鷲田　その先生はもう亡くなられたんですが、やはり往診されてましたね。つまりさっきの「臨床」ではないけれども、患者の枕元に行っていた。

先生ご夫妻は、自分たちが年を取ったということで、若い後継者を探したんです。するとほどなく、阪大の卒業生でそういう志のある人が見つかり、ぜひともその人に来てもらおうということになった。でも、京都のこんな辺鄙《へんぴ》なところにある町医者に来てくれるだろうかという懸念があった。お二人で個人病院をやってらしたから、財産はたっぷりある。そこで、自分が乗っていたベンツをあげるから、ぜひとも来てほしいと頼んだんですね。ところがその人は「僕は自転車で通いますから」と言ってベンツをお断りになったんです。あとで、なぜベンツをもらわなかったのかとご本人に聞いたら、往診できないからだとおっしゃっていました。その先生は今でも自転車で医院に通い、往診もされてますよ。今はその若い、四十歳くらいの先生に診ていただいてます。往診をする先生は、もう少なくなってるんじゃないですか。

岩田　いや、最近はむしろ増えています。厚生労働省が在宅医療の診療報酬点数を引き上げているし、実はけっこうお金になるんですよ。

鷲田　ほう。ポイントが加算されているんですか。

岩田　だから今、在宅医療に携わる開業医の先生が増えたんですよ。でも、それで逆に往診先の奪い合いみたいになって。

鷲田　過当競争になってるんですか。

岩田　そこまで行ってはいないと思いますが。結局、ほとんどの患者は病院で亡くなるんですが、それはおかしいのではないかという考え方が出てきています。「畳の上で死ぬ」という昔の状態に戻そうということで、在宅医療を充実させることになったんです。これは医療費抑制策のひとつでもあるんですけど。

医者嫌い

岩田　先生は病院がお嫌いだという話ですが、それはどうしてですか。

鷲田　そうですねえ……知らない人に身体を診てもらうというのが、まずイヤですね。おっかない。

岩田　病院というのは、知らない人がいるところである、と。

鷲田　それと番号に従っていろいろな検査を受けたり、バリウムを飲んで身体をぐるぐる回されたりするでしょ。バリウムなんていうものは、生涯で一度しか飲んだことがない。阪大に就職する時に義務づけられていて、どうしてもということで仕方なく受けました。後にも先にも、その一回きり。

岩田　健康診断を受けなかったのはどうしてですか。

鷲田　バリウムを飲んで身体をぐるぐる回されたのに相当懲りて、それっきり（笑）。それと、体調が悪くなったら、かかりつけの先生のところに行けばいいと思っていましたから。

岩田　番号に従って、病院中をぐるぐる回っていろんな検査を受けるのと、そのかかりつけのお医者さんがタバコを吸いながら診察して、使用済みの注射器をポーンと投げたりするのとでは、後者のほうが圧倒的にヒューマンな感じがしますよね。でも現行の医学教育では、そういう医者は悪い例だと教えられるでしょうね。

鷲田　そうですね。いけないと思います（笑）。ただ、病気というのはギリシャ語でパテーマ（pathema）と言いますけど、これはミスフォーチュン（misfortune）やカラミティ（calamity）（ともに大きな不幸・災難をもたらすもの）という意味なんですよ。パテーマはパソロジー（pathology：病理学）の原語なんですが、古代の病というのは、不運、災いなどと合わさったひとつの概念なんです。お世話になったその先生は、僕の故障を「パテーマ」として診てくださっているという感じがしたんです。がんを、僕に起こっている災いとして見てくださって、身体のことはもちろん、仕事のことまで相談に乗ってくださる。それで僕は、その先生が自分のことをすごく親身に考えてくださっていると感じるんです。だから、信頼関係が厚い。タバコを吸うとか採血した試験管を放り投げるとか、そんなことは瑣末なことで、全然関係ない。

岩田　医者らしく振る舞うことよりも、患者に対してそういう接し方ができることのほうがずっと大事ですよね。

病は降りかかる災い

鷲田　その先生はずっと小学校の校医をやっておられた。僕は結婚してからそこに行き始めて、先生のそういう姿をずっと見てきました。校医をしてらっしゃる先生には、やはり信頼が置けます。子どもにとってお医者さんというのは怖いもの、おっかないものじゃないですか。白衣を着て、メスとか注射器とか危ないものを持ってらっしゃるから。そういうふうに恐怖心を抱いている人をちゃんと診察できるというのはすごいことです。これは獣医さんも一緒ですよね。ペットというのは、知らない人に触られるとものすごく怯《おび》えますから。動物は自分がこれまで経験したことのないことが起こりつつあるということに関して、非常に敏感ですよね。獣医さんは、そういう動物の扱いに慣れておられる。

その先生は小児科医ではないけど、子どもを扱えるお医者さんには基本的に信頼が置けます。怯えているものの側に立って、何らかの関係を持てるということですから。

岩田　やはり信頼が前提にあって、そこから始まるという感じでしょうか。

鷲田　教育もそうですよね。幼稚園に入るとまずお歌とお遊戯から始まりますが、これは子どもにほかの人と一緒に何かをする歓びを伝えるものでもあるんですね。お歌ならば「みんなで一緒に歌いましょう」、お遊戯であれば「みんなで一緒に動きましょう」。これはもちろん行動や振る舞いを合わせるというトレーニングでもあるわけですが、幼稚園の先生たちは別に、それを子どもたちに強制するわけではない。「こんなに楽しいんだよ。一緒にやろう」という感じで誘いつつ、徐々に規範を刷り込んでいくんですよね。ところが小学校、すなわち教育のゾーンに入ると、今度は規範がひとつの強制になってくる。音楽の時間は楽しむことが目的ではなくなって、音なりリズムなりを揃えることを強制される。たとえば先生に「一人だけ音程が外れてる。はい、もう一回やり直し！」って言われて、みんなで延々と「ああああー（ドミソミドー）、ジャーン」と発声練習をするとか。もうそうなったら、音楽なんて全然面白くなくなって。だから僕は小学校の時、音楽の授業がイヤでたまりませんでした。お遊戯も体育になると「はい、整列！」という感じに変わってしまう。つまりお歌とお遊戯が音楽と体育に変わったとたん、つまらなくなってしまうわけです。

ですから教育のスタート地点では、やはり楽しさと信頼ということを経験させることが大事です。それで知らず知らずのうちに、みんなで動きを合わせるという基本的な規範が身についていく。お医者さんとの出会いというのも、それと似てるんじゃないかと。

岩田　なるほど。

鷲田　だって犬でも、獣医さんのところに行くとなったらものすごく喜びますから。「先生のところに行こう」って言ったら、ウワーッって跳ね回って（笑）。もちろん、おやつをご褒美に下さるからということもあるんだけど。

岩田　小児科の先生も、注射した後アンパンマンのシールとか貼りますよ（笑）。僕も中国でけっこうやってました。

鷲田　えっ、そんなのあるの？

岩田　ミッキーマウスの絵のついた絆創膏とかがあって、チックンした後に貼ってあげるんです。僕の知り合いの小児科医の先生は、子どもに「チョコレートあげるから」って言って、チクッとやってましたけど（笑）。筒型の容器の先にキリンとかついていて、その口のところからチョコが飛び出すんです。

鷲田　お医者さんには、まず病というものを、人に今降りかからんとしている不幸、不運（calamity, misfortune）として捉え、その視点に基いて医療をしていただきたいなと思います。今は生活習慣病や慢性疾患、精神病や障害を抱えている人がたくさんいますよね。自分の病と付き合いながら仕事をしているような人が、非常に多くなってきている。医者がそういった患者の病にかかわる場合、その人の仕事や生活のスタイルをトータルに考えたうえで、通院の頻度、入院・加療の必要性などに関する判断をしていかねばならない。こういった病気の場合、この症状だから何日入院したら治るとか、定量的には決まっていないでしょう。病気を治すというよりも、その病気と付き合いながら、仕事も含めてどうやって日常生活を営んでいくか、そういうことを患者さんと一緒に考えていく。今は、そういうかたちの病気がすごく多くなっていると思うんです。そのためには、さっき申し上げたパテーマという視点、つまり病気をその人に降りかかった災難として取り扱う姿勢が必要になってくる。
　また、病気を人に降りかかった災難として捉えるならば、お医者さんのみならず、看護師やソーシャルワーカー、病院の経営者などといった人たちも患者さんに関わっていかねばならなくなる。

ラグビー型チーム医療

鷲田　最近、こういうシステムはラグビー型とも言えるのではないかと、ふと気がつきました。

岩田　ラグビー型というのは？

鷲田　ラグビーではリーダーがいて、その人がゴールに向かってボールを持っていくわけですが、自分にはとても手に負えないと思ったら、後ろの人にボールを回さなければならない。お医者さんがリーダーとしてずっと患者さんに対処していて、ある時、もう自分だけではどうにもならないと思ったら、後ろにいる看護師さんに相談する。「ちょっとこのパス受けて」という感じで。「こういう人に話を聞くのは、あなたのほうがうまいから」ってパスをする。ラグビーだと、パスをしたリーダーが今度は後ろに回るじゃないですか。そうやってラグビーのように後ろにパスを回しながら、自分もまた後ろに回って少しずつ前に押し上げていく。医者が看護師やいろんなコ・メディカルの人たちに相談しながら、患者が少しでも快適に過ごせるようにする。そうしているうちに「やっぱり先生頼むよ」ということで、また判断を求められるかもしれない。在宅や地域医療ではどうしても、そういうラグビーチームのようなかたちを取らざるをえないと思うんですよ。

岩田 後ろにパス！ それは非常に面白い発想ですね。後ろにパスしながら前に進んで行くわけですね。

鷲田 はい。患者をトータルで診るという場合、お医者さんの判断だけで決めるわけにはいかない。たとえば患者さんが生活保護を受けているような場合では、ソーシャルワーカーが、それとの兼ね合いで方針を決めていかねばならない。看護師さんから「あの患者さんと家族、実はうまくいってないんですよ。どうしたらいいですかね」というような相談を受けた場合も同様です。
医療のプロセスで、看護師さんはもちろんのこと、ソーシャルワーカーなども合流して、そういうラグビーチームみたいなものをつくったほうがいいんじゃないかと思ったのです。これは遠大な話で、なかなかそんなふうに変われるものではないかもしれませんね。でも、地域医療では、いやでもそうしているわけだから。

お坊さんも医療チームに

岩田 そのラグビーチームの中には、当然、患者さんもプレイヤーとして入ってるんですよね？

鷲田 もちろん。それから、忘れてはならないのはお坊さんですね。生から死へのプロセスですから、お坊さんも大事です。病院というのは生（life）だけに開かれていて、死（death）には開かれていない。病院は患者が亡くなるまでは世話するけれども、その後は葬儀場の人や区役所、お坊さんにバトンタッチしますよね。しかし、病気をその人に降りかかってきた災難として捉えるのであれば、死へのプロセスは、私たちが生きているうちからもう始まっていることになる。今までの医療では、生が終わったらもう自分たちの領域ではないという考え方だったわけですが、これからの医療は、生のみならず死というものにも開かれていかなければいけないと思っています。

岩田　なるほど。そういうかたちで患者さんを後押しして行く。これからの医療は死にも開かれていなければならないというのは、具体的にはどういうことなんでしょうか。

鷲田　僕がそう思うようになったのは、諏訪中央病院に勤務していた看護師さん、飯島恵道《けいどう》さんの存在を知ってからです。飯島さんは看護師であり、なおかつ尼さんなんです。ピアスをしていて、普段は看護帽をかぶって仕事をしてらっしゃる。僕はかつて『〈弱さ〉のちから』（講談社、二〇〇一）という本を書いたんですが、その冒頭に彼女のことが出てきます。ある時、自分が担当していた患者さんが亡くなられた。その看護師さんはベッドの横でナースのスタイルのままお経をあげはじめた。そしたら、みんなからものすごく顰蹙《ひんしゅく》を買ったそうです。患者さんのみならず、同僚からも「そんな縁起の悪いことをするな！」と。彼女はそれでショックを受け、結局看護師を辞められたんです。今は尼さんとして活動しておられます。

岩田　医療を離れてしまわれた。

鷲田　彼女にしてみれば、亡くなった患者さんの枕元でお経をあげることは至極当たり前のことだった。それまでは治療というかたちでケアしていたけれども、亡くなってもう治療というかたちを取れなくなったら、弔いというかたちでケアする。それは彼女の中では連続したプロセスなんですけど、病院ではそれが許されない。読経というのは死に関わることで、病院でやるなんてもってのほかだと。

患者を十全にケアするためには、医者のみならず、さまざまな人が連携してサポートしていかねばならないと思います。特に大学病院や大病院では一刻も早くそういうシステムを構築していくべきではないか。そして、そこではお坊さんも重要な役割を果たすことになるだろうと思います。

キュア&ケア

鷲田　日本の仏教はいつの間にか、葬式仏教になってしまったと揶揄《やゆ》されます。日本の仏教は、とにかく悪く言われているでしょう。でもそれは違う。日本の仏教は、今こそ本当の意味での葬式仏教にならなきゃいけないと僕は思っているんです。

岩田　「本当の意味での葬式仏教」とは、どういうことですか?

鷲田　お坊さんが葬式を仕切るべきだということです。今、葬式を仕切っているのは葬儀会社なんですよ。お坊さんは葬儀会社の人たちに「ご導師はここからここまでの時間でお願いします」というように段取りを決められて、それこそＢＧＭのようにお経をあげる。役割はそれだけです。これではとてもじゃないけど、葬式仏教とは言えない。そうではなくて、葬式に誰を招くか、どんな祭壇にするか、どんな雰囲気でやるか、法話ではどういう話をするか、弔いのしかたはどうするかというようなことを、全部お坊さんが仕切る。それなら葬式仏教と呼んでもいいと思うんです。お坊さんには、葬式を全部仕切ってほしいというのが僕の要望なんです。役所への届けも含めてこれをトータルに実践しておられるのは、僕の知るかぎり神宮寺《じんぐうじ》（松本市）の高橋卓志《たくし》さんだけです。

岩田　お坊さんといえど、今は死に深く関わってはいない。

鷲田　ええ。患者さんは、完治、完癒される場合もあれば、亡くなっていかれる場合もある。今のお医者さん、とりわけ病院医師は、ラグビー型でその全プロセスを仕切り、なおかつ、そのチームのリーダーとしてあちこちにパスを出さなければならないはずなのに、ちょうど今のお坊さんが葬式で読経のパートしか受け持たないのと同じで、治療しか受け持たない。それで、たとえばその人の生活に関してはソーシャルワーカーに、身の回りのことに関しては看護師さんに任せきりで、亡くなったらお坊さんにバトンタッチしてしまう。要するに治療以外のことに関わりを持とうとしない。

お坊さんが葬式を全部仕切ることによって本当の意味での葬式仏教になるように、医師もまたキュア・アンド・ケア（cure & care、治療と看護・介護）の全プロセスに目を配るというスタンスに変えていくべきではないかと思うんです。

岩田　僕は神戸大に移る前、千葉県にある亀田総合病院というところにいたんですが、あそこにはチャプレン（司祭）がいて、その人が時々患者さんを見に行って、お話を聞いたりしてるんですね。別にキリスト教だからとか、教義云々とか、そういうこととは関係ないんですね。これは、鷲田先生がおっしゃる本当の意味での葬式仏教の復活にも通じることで、なかなかいいシステムだなと思います。今はお坊さんが病院に来たりすると、縁起でもないという雰囲気になる。でもやはり、生きているうちにそういった宗教的なものとの接触があったほうがいいですね。

生と死はつながっている

岩田　僕らもずっと患者さんを診ていて、生と死はつながっているということを強く感じるんです。理屈で考えれば、僕らは生まれてこのかたずっと死に続けている。自分を構成する細胞は日々死んでいき、あるいは劣化していく。ですから、誰もが毎日、少しずつ死に向かっているんです。普段病院で見ていると「ああ、この方はもうすぐお見送りかな」ということは、何となく雰囲気でわかるし、それこそ感受性の強い医療者であれば、亡くなる日にちまで正確にわかってしまいます。とにかく、非常に連続的なプロセスを経たところに、ご臨終という瞬間がある。カードがひっくり返るみたいに、生から突然死に切り替わるということはないんですね。

生と死の連続性という問題は、脳死や尊厳死・安楽死、自殺などの議論にも関わってきます。だからそのコンセプトをまず理解しないとダメなんですね。たとえば「脳死は人の死か」という議論がありますけど、「脳死の厳密な定義とは」「科学的に正しい脳死とは」という議論はあまり意味がないと思います。どこを人の死とするかということは、その連続の中のどこに線を引くかというインテンション（意志・意向）の問題に過ぎないし、恣意的に（アービトラリーに）決めることが可能なのです。だから議論はどうしても抽象的で、机上の空論的になります。そういう抽象的な議論に終始していたら先はありません。

鷲田　脳死が議論になるそもそもの原因は、臓器移植ですよね。

岩田　そうです。臓器移植がなければ、脳死の問題は存在しない。臓器移植の是非を問う議論の延長線上に、脳死を人の死とするか否かという議論がある。

僕は実のところ脳死容認派なんです。「容認」ということは脳死という概念に反対する意見も容認、という意味です。どちらが「正しい死」なのか人間が決定すること自体が無理なので、あれはあくまで「みなし」だというのが僕の意見です。脳死が人の死かどうかということに関しては、僕は（さしあたり）無回答でいいと思っています。人によって考え方が違うでしょうから。ただ実際に、脳死といわれている人がどういう状態にあるか、そのクオリア（qualia）は知っておくべきだとは思います。脳が働いていないだけでほかは元気みたいな、植物状態と混同されているケースは多いです。そんな脳死患者はひとりもいません。肺を人工呼吸器で動かし、心臓を無理やり薬で動かしてやっと血圧を保っているというのが現状です。今にも死にそう、お見送りが近い、という気配を僕らは察することができます。だから、とても（生き生きとしているという意味で）「生きている人」には見えないというケースがほとんどです。もちろん揚げ足を取るなら、そうじゃない例外的な人もいますが。

鷲田　脳死から生き返ったとか。

岩田　アネクドータル（逸話的）にそういうエピソードがあった、という話は聞いたことがありますが、僕自身は脳死状態から復活したという患者の経験はありません。学術的な報告を調べても、脳死判定基準を厳密に満たしているか不明なケースも多いですすし、またほとんどはその後（自発呼吸などが一時的に回復した後）しばらくして亡くなっています。難しい問題とは思いますが、例外的なケースであることは間違いないようです。でもそばにいる人にしてみれば、ほとんどの脳死の人は死んでいる、死への道を向かっているようにしか見えません。いわゆる植物状態と並列に述べられることが多いですが、そのクオリアというか、見た印象が全然違います。それは、実際に脳死状態の人を見てみないと感得できません。僕はそういう患者さんをたくさん見て来ましたが、一般の方はほとんど脳死状態の人をその目で見たことがないか、あっても一例だけでしょう。だから、観念的な議論になりがちです。端的に、脳死は心臓死の一歩手前の状態なんです。その人が、こちらに真逆に戻ってくるという印象は受けません。もちろん、心電図が反応しているのだから生きているという見方もある。そう主張したい人はそうなさればいいと思うんですが、一律に心電図だけをよりどころにするというのも、どうでしょう？　「生きる」ということを考えるとき、そういうクオリア抜きでデジタルな基準のあるなしで決定するのは、それこそ生命の複雑さとか個別性を無視した態度だとは思います。

鷲田　僕も脳死という状態だけを取り出して、哲学者や政治学者、生理学者、生物学者まで動員して議論することにはあまり意味がないと思っています。医師が医療行為としてできるのはどこまでか、というのが臓器移植のトライですよね。でもそれを実行に移すには、まず脳死を人の死にしなければならない。そうでなければ医療行為どころか、傷害行為になってしまいますからね。これはそもそも、脳死の人を生きながらえさせる生命維持装置というテクノロジーが開発されていなければ成り立たない議論です。技術の問題や法の問題が非常に深く関わっている。だから「命とは何か」ということから説き起こして「人の死とは何か」という命題を立てても、ただいたずらに問題を抽象化してしまうばかりで、何の解決にもならないような気がするんです。

岩田　人間には生と死の線引きができるという前提のもとで、死とは何かということが議論されているわけですが、結局は「そんな線はそもそもないんじゃないの」という結論に落ち着くのではないかと思うんですよね。

命の値踏み

岩田　先生ご自身は、臓器移植に関してはどのような意見をお持ちですか？

鷲田　昔、開腹手術というのは、非常におぞましいものでしたよね。今に至るまで、さまざまな失敗例や技術の進歩を重ねて、ようやく開腹手術は安全かつ自明の治療行為となった。臓器移植に関しても、最初のうちは非常におぞましいという印象を受けましたよね。しかし、これだけ臓器移植の成功例が蓄積されてくると、徐々にみんなが受け入れていくようになる。われわれは最初、どんな技術にも違和感を覚えるけれども、それによって快癒したという例が蓄積されていけば、肯定的な反応を示していくようになる。状況が変化していくにつれて、どこまで許容できるかという「落としどころ」が変わってくると思うんです。臓器移植でも、網膜移植とか腎臓をひとつあげるとか、そこまでだったら許容できるようになっている。ところが心臓となるとそれができない。たとえば腎臓であれば、ひとつ取ったらたしかにダメージはあるけれども、別にそれで命を損なうわけではない。だけど心臓移植となると、生命を取り出すことになる。つまり、その人は間違いなく死ぬわけです。

岩田　今、先生は「落としどころ」とおっしゃいましたが、実は輸血も臓器移植ですよね。赤血球と白血球は立派な臓器であり細胞ですから。角膜移植や輸血に関してはある程度慣れもあるので、エホバの証人の信者とか、特定の思想信条を持っている方以外はほぼ拒否反応を示さないですね。目に見える腎臓などはちょっと抵抗があるという人はある程度います。それが心臓となると、もっと増える。僕自身、自分が腎不全になった場合、人工透析に入るよりは腎移植の方が楽でいいよなあ、と感じます。心移植までいくと、ちょっともういいか、とも感じてしまいます。

もちろん、それは僕の個人的な感じ方であって、人にその価値観を押し付けることはありませんが。

鷲田　輸血だって、最初にやる時にはすごくおぞましい感じがあったでしょうが、やがて許容するようになった。話が違ってきたのは、やはり心臓移植からですね。ここには明らかに、一方の生のために一方の死があるという非対称の関係があります。

そして、さらに問題になったのがクローン技術とＥＳ細胞です。クローン技術ができて、遺伝子操作ができるようになってきた。しかしＥＳ細胞をつくるのに余剰胚を使うということに関しては、倫理的な面を疑問視する議論が沸き起こった。あれは人工授精を可能にするためにやむなく打たれた余剰の胚で、保存しておいたところでどうせ廃棄されてしまう。だったらそれでＥＳ細胞をつくって、難病で苦しんでいる人のために使えばいいのではないか。まずこういう意見が出たんですが、それに対して反論が出た。なるほど余剰胚ではあるが、これが「人の生命の萌芽」であることは間違いない。そういう命そのものに操作的に関わって新しい細胞をつくるのは、人の倫理に反するのではないか。心臓移植や遺伝子治療という問題においては、相対的な議論では収拾がつかないため、嫌でも原理論が出てくることになります。

岩田　そもそもここでの原理論というのはどういうものでしょうか。原理とはすなわち、基準だと思うんですが。

鷲田　生死の選択に関わる、命あるものに操作的に関わるということは、すなわち存在の値踏みをするということです。どちらのほうが値打ちがあるかを決める。

岩田　それに関してはどう思われますか。

鷲田　余剰胚という、もしかしたらヒトになるかもしれなかった命の萌芽がある。しかしこれは廃棄される予定だから、現にある命のために使用してもいいじゃないか。これは、現にある生体の命のほうが、可能的にしか命として存在していないものよりも値打ちがあると言っているに等しい。人間自身がそのような存在の値踏みをするということは、ある意味でパンドラの箱を開けるようなものです。

岩田　廃棄するか、他のヒトに使うかという選択肢ではなく、こっちの命とこっちの命のどちらに価値があるのか、ということを値踏みする。

鷲田　理屈のうえではそういうことになる。

岩田　捨ててしまうのもまた、存在の値踏みですね。

倫理は原理ではない

鷲田　僕がつくづく異様だと思うのは、余剰胚の研究利用については、あそこまで厳密かつ精密な議論をしているにもかかわらず、人工中絶で亡くなった胎児の研究利用についてはほとんど野放しにしているということです。だいいち太平洋戦争で亡くなった子どもよりも、戦後、人工中絶で堕ろされた子どものほうがはるかに多いです。そういうことが倫理的な問題としてまったく議論されない。人工中絶で亡くなった胎児のように、既にヒトであるものについては何の議論もしないのに、まだヒトではない生命の萌芽については緻密に議論をする。そのことにどうしても違和感を持つんですよね。

岩田　先生は、人工中絶についてはどうお考えですか。あれはアメリカでは、大統領選挙の争点になったりもする非常に大きな問題なんですが。

鷲田　これもさっきの話と同じで、要するに落としどころだと僕は思うんです。やむをえず、中絶せざるをえないという問題のコンテクストを、どれだけちゃんと見られるかが重要です。法だけでなく、道徳的な問題、社会的な問題、その人の置かれた環境とか、いろんなことを考え合わせたうえで仕方のないことだと言えるのか否か。そこに落としどころがあると思うんですよ。そういうコンテクストをまったく無視したところで人工中絶の是非について云々されても、当事者には辛いだけです。それは正義に悖るのか、不正なのかというようなことを言われても。

岩田　中絶をするにしてもしないにしても、そういう議論を傍でされるのは辛いですよね。物事の善し悪しを問う議論は、ひところ流行った白熱教室のマイケル・サンデル教授的ですよね。余剰胚に関しても、二者択一的なイエス／ノー問題で切ってしまうと肝心なことが抜け落ちてしまう。脳死と臓器移植の問題も、文脈次第ではそういうことになりうる。たいていの人は、どちらか片方の話しかしないんですよね。一方は臓器を取られる側の話しかしないし、もう一方は臓器を受け取る側の話しかしない。臓器移植というのは両者があって初めて成立するんですから、メリット、デメリットはあって当然なんですが、どちらもデメリットを極端なまでに排除しようとする。

鷲田　母体の侵食という問題もありますね。胚を取る時、母体にダメージがあるので、その視点で意見を言う人も多いですね。

岩田　それは、iPS細胞という新しい展望にチャレンジしたこととも関係があると思います。

鷲田　人工中絶の問題もそうですが、何より戦争がそうじゃないですか。人を殺していけないというのは非常に大事なことですが、それだけを一生懸命教えても、子どもの心の中に倫理として入っていかない。人を殺してはいけないということを伝える場合、そうであるにもかかわらず、人には人をいっぱい殺してきたという歴史がある。殺さなければならないこともあったろうし、軽い気持ちで殺したこともあったかもしれない。やむにやまれずに殺したことも。戦争から復讐、犯罪まで、おびただしい事例があったし、今もあり続ける。でも、それでもなお、人を殺してはいけないのだ、というような語り口で同時に影の部分を示しつつでなければ、人には伝わらない。ただ単に原則論だけで人を殺してはいけないと言っても、それは倫理にならないんですよ。

理屈でわかること、納得できること

岩田　僕は門外漢なので、もしかしたら見当違いなことを申し上げるかもしれませんが、アリストテレスとかカントとか、あるいはサンデルとか、ああいう哲学者たちの、いわゆる哲学・倫理というものの語り方は、わりとそういう原則論ですよね。どんな文脈であれ、ダメなものはダメだという主張。先生はそうではないということですか。

鷲田　哲学にもいろいろとあります。原則論だけでなく、状況倫理というのもあるし。倫理（ethics）とはすなわち原則ですが、この言葉の語源はエートス（ethos、習慣・習俗）ですからね。人びとがこれだけは守れと伝え継いできたエートス、これの吟味は外せない。この中に浸透していかずに、単なる倫理・原理論だけで意見を述べても、それは現実にまったく働きかけないばかりか、その人をさらに苦しめることにもつながる。特に技術的にいろんなことが可能になった時、そういう難しさが出てくると思うんです。医療だったら技術的コンテクストがあるけど、そういうものの中で落としどころを見つけていくしか仕方がないということですよね。落としどころというと、言葉があまり学問的でないように思われるかもしれないけど（笑）。

理屈でわかることと、納得できることって水準が違うじゃないですか。これは以前、リスク・コミュニケーションのシンポジウム（二〇一一年四月。『有事対応コミュニケーション力』技術評論社、二〇一一、所収）で話をした時に言ったかもしれませんけど、たとえば何かしらの事故が起きた時、納得できる場合とできない場合とがありますよね。事故の前、時間的・金銭的に決して恵まれた状況ではなかったものの、その範囲内で打てる手はすべて打っていた。それでこういう結果になったのであれば仕方がない。これは納得できるケースですね。それまでにできることはすべてやっていたんだから後悔はない。

リスクゼロではないという前提のうえで、どこで見切りをつけるかということをみんなで話し合っていく。それで、これ以上だったらもう仕方がないなというところで線を引く。要するに、みんなで落としどころを探り当てていくのがリスク・コミュニケーションで。それと同じことが医療にも言えるんじゃないかと思うんです。

岩田　今のお話を聞いていて思ったんですが、特に延命治療という問題で、そういう落としどころ探しというのがよく行われているなと。つまり、その治療をやるかやらないかではなく、その場にいる人たちみんなの空気を読み、顔色を窺ったうえで決められていく。そこに当事者がいないというのが最大の問題です。当事者の思惑は、実は全然別のところにあるのかもしれない。けれども、その意思を確かめることができないので、そこは医者が忖度《そんたく》しながらやっていく。

法事の功徳

鷲田　だから僕は、医者とお坊さんというのは本当に似ていると思うんです。ある人が亡くなった時、家族は当然、その死を受け入れることができない。お坊さんはその人の死を四十九日かけて受け入れてもらうため、七日ごとにお経をあげ、その都度いろんな人に来てもらう。それを繰り返しているうちに、残された人は徐々に納得していく。ふとした時に「ああ、もうあの人はいないんだな。死んだんだな」と納得し、当たり前のこととして受け入れていく。そういうプロセスを、お坊さんがシステムとして設定している。これは家族が死という事実と折り合いをつけるということに関する、ものすごい知恵だと思うんです。
その人が死んだということは理屈ではわかっているけれども、納得はできない。それを四十九日かけて、みんなの力で納得できるところまで持っていく。しかもその時、ただお経を上げるだけでなく、親戚や近所の人、あるいは同僚や友だちなど、交友関係のカテゴリー別に来てもらうようにしますよね。家族は最初のうち、故人の話になると泣くばかりなんだけど、いろんな人からいろんな話を聞くにつけ「ああ、親父には僕の知らない人生があったんだな。全然知らなかった」と思ったりして、他者として見る余裕が出てくる。そして最後はもう死んだ人そっちのけで、小学校の友だちに「よく来てくれたな。お前、最近どうしてるんだ?」なんて言って笑い合えるようになる。四十九日で、家族の心境はそこまで変化するわけです。ただいろんな人が入れ替わり立ち替わり、同じことをするだけなんですけどね。でもあれはものすごい知恵だなと。あれこそ本当の意味での葬式仏教だと思うんです。

岩田　今年ちょうど、実家で祖父と祖母の法事を同時にしたんです。久しぶりに親戚が集まって一緒にご飯を食べて、古いアルバムを見ながらいろいろと思い出話をしたりして。祖父が出征する時の写真を見ながら「昔の家はこうだったんだね」なんて。たしかに節目節目で、ああいう機会を持つというのはいいですよね。先生がおっしゃったように、悲しみを少しずつ向こう側に流して行く知恵のようなものがある。

鷲田　在宅や地域医療も同様で、いやでもそういう方法で納得していかざるをえない。家族が納得し、なおかつそこにかかわっていた人がみな納得するには、どうしても時間がかかりますよね。同じプロフェッショナルでも立場がそれぞれ違うから。それでみんなで話し合って、落としどころを見つける。そして家族は、皆さんがそこまで考えてくださったのだし、仕方がないだろうということで納得していく。「まあ、このあたりかな」みたいな感じで終わるということですね。つまりこれは、お逮夜《たいや》（四十九日や一周忌など定められた供養日の前夜、あるいは命日の前夜）へのプロセスに似ています。

プロフェッショナルに対する信頼

鷲田　もちろん、それぞれのプロフェッショナルがそれぞれの立場から意見を言うんだけれども、他の人の意見にも耳を傾けなければダメですね。プロフェッショナルが何らかの専門的知見を持っているのは当たり前ですが、彼らはたいてい自分の専門だけに閉じこもり、全体の責任を取りたがらない。そうではなく、他分野の人と一緒になってその問題を考えていくのが本当のプロフェッショナルだと思うんです。だからたとえば、延命治療をどうすればいいかというような場合、お医者さんが自分の立場だけからものを言って、それでおしまいというのではダメなんですね。「自分は医者としてここまでしか言えないけれども、どうしたもんかね」と、その問題を他分野の人と一緒に考えてくれるのが、本当に信頼の置けるプロですね。そうであれば、たとえ医者の見立てと結果が違っていても、患者さんやその家族の、お医者さんに対する信頼は揺るがないと思うんです。

　こんな話を聞いたことがあります。ある火山学の先生の予知が外れて近くの火山が噴火してしまった。しかし、地域住民のその先生に対する信頼はまったく揺るがなかった。それはなぜかというと、その先生は盆と正月の休みも返上して毎日火口をチェックしに行っていたからです。「あの先生、わしらが盆とか正月に酒飲んでグダグダやってる時でも、代わりに見に行ってくれてたから」と。納得って、そういうことじゃないかな。

岩田　僕も医療上しくじることがあるんですが、患者さんが許してくれる時はそういう感じだと思います。逆に初対面の患者さんの場合、こちらに落ち度はないのに「先生、間違ってたんじゃない？」みたいな感じで、痛くもない腹を探られる。たとえば患者を診て薬を処方したからといって、ポーンと劇的に治るということはなくて、だいたいは徐々に治っていくものなんです。ところが日本人にはせっかちな人が多いからか、初診からまだそんなに日が経ってないのに「治ってないじゃないか！」って怒鳴り込んでくる人がいたりするんです。最初から「先生は診断を間違ってるんじゃないか」と疑ってかかる。特に関西だと、そういう開けっぴろげな人がわりと多い（笑）。そんなふうに凄まれると「いや、あの、そういうわけじゃなくて……」なんて、しどろもどろになってしまったりして。初対面の患者さんの場合は、そういうことがありますね。信頼関係を築くに充分な時間がない。

医療のアフターケア

岩田　先ほどの法事の話ですが、僕は学生時代、葬式や法事なんて、長いこと正座して、わけのわからないお経を聞くだけで全然意味ないなと思ってたんです。ドライな合理主義者だったんですね。でも、そうではないと、ここ数年感じるようになりました。

鷲田　しかも、そのターゲットが死者じゃないんですよ。残された人たちをケアしているわけです。

岩田　そうですね。家族のアフターケアをしているわけですね。

鷲田　病院でも病んでいる人のケアだけでなく、その家族のケアまで視野に入れておく必要がありますね。

岩田　おっしゃるとおりですが、そちらのほうがむしろ大変で、難しいんです。お坊さんだったら、教義なり宗派の決まりごとなりがあって、そのプロセスの中でできると思うんです。それにひきかえ、医者にはあまりできることがない。本当はやらなければいけないんですけど。

鷲田　それは別にお医者さんだけがすべきことではなくて、看護師さんや病院の職員の方、食堂のおばさんに至るまで、病院のスタッフみんなで協力してやっていかねばならない。病院で働く人たちもきっかり役割分担で動くより、お互いの仕事が重なり合っているほうがいいんです。さっき言ったラグビーチームじゃないけど、たとえば、お医者さんも看護師のような面を持ってたらっしゃるとか。そういうチームとしての空気次第では、患者さんとその家族は納得する。

岩田　亡くなった患者さんの家族と対峙するのは、なかなかしんどいですよね。

鷲田　医療に対するクレームですか？

岩田　いえ、クレームそのものはそんなにしんどくはないんですが、敗北感っていうんでしょうか。そういう場合、家族の方と対峙するのはけっこう大変なんです。

鷲田　「力が足りませんで」とか。

岩田　とにかく、どっと疲れるんですよね。数日間はその疲れが取れない。患者さんが小さいお子さんとか若い人の時には特にそうですね。病院の場合、四十九日も待ってくれませんから。

鷲田　それはそうですね。

岩田　そうするとたいてい、憤懣《ふんまん》やるかたなしというような感じで去っていかれる。あれはお互いに、かなりきついですね。家族の方も、別に病院が悪いわけではないということはわかってらっしゃるんですけど、気持ちを持っていくところがない。

鷲田　そうですね。そういう難しいケースの場合、町医者だったら大きな病院に送ればいい。そこまでやれば、一応責任は果たされる。だから「いいところを紹介していただいて」ということで感謝されこそすれ、恨まれたりはしない。病院はそこが難しいですね。

岩田　家族の方は納得いかないから、「どうして？」って訊いてこられます。十年ほど前、ある有名企業のサラリーマンで、バリバリ働いていた三十代の方が、だるいと言って病院に来たんです。調べてみたら末期の胃がんで、結局その半年後に亡くなった。奥さんは「うちの主人が、なぜこんな目に遭わなければいけないのか」とおっしゃるんですね。こちらは何とも言いようがなくて。亡くなってしばらくしても、奥さんはやはり納得いかないとおっしゃるんです。あれはなかなかきつかったですね。家族の方とは治療中からいろいろなことを話すわけですが、その時々でこうすればうまくいくというようなセオリーはありません。だいたい多くの場合、患者さんが亡くなってしまえばそれっきりになるので、時間をかけて家族の方が納得できるように、ということ自体できません。先生がおっしゃるように、病院というのは死の概念から切り離されたところがある。死について奇妙なぐらい議論しにくい場所なので、けっこう辛いところがあるんですよ。それから救急ですね。救急センターは十中八九、患者とは初対面で、しかも不機嫌な顔をして救急車に乗ってきます。苦しい、辛い、痛い。医者のメンタルストレスはかなり大きいです。

鷲田　結果がすぐ出てきてしまいますからね。

岩田　スタートラインが不機嫌なので、コミュニケーションを取るのも容易ではない。まず「何時間待たせるつもりなんだ！」とか怒鳴っている人をなだめるところから始めなければならない。救急の先生は本当にお気の毒だと思います。

人を相手にする仕事

鷲田　でも人間を相手にする職業って、多かれ少なかれそういうところがありますよね。教師にしても、生徒に恨まれたままで卒業式を迎えるなんていうことはしょっちゅうです。それで二、三十年してからやっと感謝されたりね（笑）。僕らでも、そういうことはよくありますよ。卒論の指導で厳しいことを言ったら恨まれる（笑）。その学生が僕のことを恨んでいることはわかるんですが、そこは仕方がないかなと思う。いずれにせよ、人間を相手にするというのは大変ですよね。だからこそお医者さんや弁護士、教員というのは、みんなから「先生」って呼んでもらえる職業なのかもしれないけど。とにかく先生というのは人を相手にして、恨みも買う可能性もある（笑）。

岩田　まじめにやればやるほど、しんどいですよね。だから多くのドクターは不感症になっていくんですよ。患者やその家族という存在から自分を切り離して、いわゆるデタッチメントをつくって、そういう情念みたいなものに引きずられないようにしている。

鷲田　看護師さんでもそうですね。燃え尽き症候群にならないように、と。

岩田　時々、ドロップアウトする人もいます。患者さんの情念みたいなものに引っ張られて、動けなくなっちゃうんですよ。そうなってしまったら困るので、ある程度プロフェッショナルの壁みたいなものをつくって自分を守る。

鷲田　専門性という確かな距離を保持することで、自分にできることの限定をせざるをえないという面もあるんでしょうね。それがないとケアという業務が無限に膨らんでいって、身がもたない。看護師長さんは、そういう状況をきちんと把握してらっしゃいますね。ちょっと膠着状態にある看護師を患者さんの担当から外したりするでしょう。

岩田　あれもひとつの知恵なんでしょうね。

鷲田　人を相手にする仕事では、やはり相性が大事ですからね。どちらが悪いというわけではないのに、どうしてもうまくいかない関係というのはある。そういう場合、プロは早い段階でチェンジする。これがコミュニティーだったら、チェンジなんていうことはありえませんからね。だから愛憎が肥大化して、最悪の場合、殺人にまで至ってしまう。

岩田　でも、先生が先ほどおっしゃられた落としどころ探しというのは、善し悪しだなという気もするんです。たしかに終末期の延命治療や脳死など医療のコンテクストで、みんなが納得いくまで落としどころを探すという空気をつくることは重要です。ただ日本の社会では、プロセスの中で空気づくりをして、みんなが納得したところで決めようとする。だから、逆に決まらない。たとえば教授会なんかがそうですよね（笑）。延々と無駄な議論をしてみんなが疲れきって、結局「これに関してはまた次回に」（笑）。日本人はディスカッションが下手だなという印象がありますね。これは、僕がアメリカやイギリスにいたせいもあると思うんですけど、欧米ではそもそも空気づくりをしませんからね。

鷲田　それは結局、エートスが違うということでしょうね。たとえば欧米では、論理的に納得できるということがすごく大事です。

岩田　感情的には納得いかなくても、論理的に打ち負かされたら認めざるをえない。肯定というのは、まさにそういうことですね。

非西欧的生命観

鷲田　日本の社会では、いかに多くの人が受け入れられるかということを重視しますね。だから道徳がすごく大事なんですよ。僕は、さっき言ったように、言論だけでなくエートスともちゃんとつながってないと道徳・倫理としては働かないと思っています。だから、日本には日本型の生命倫理があっていいいんです。今の生命倫理はそもそも問題設定自体がアメリカ発で、それがグローバル・スタンダードになっている。

岩田　アメリカがこう言ってるから、みたいな言説が多い。

鷲田　そうです。しかしユネスコでは、非欧米的な人間観・価値観に基づくアジアの生命倫理について活発に議論されている。現にフィリピンではユネスコの指導のもと、それを見直す取り組みが熱心に行われています。仏教やイスラム教は、キリスト教とは異なる生命観を持っている。そもそもアジアと欧米では、生命倫理の中身にずれがあって当然なんです。

岩田　フィリピン型というのはどういうものですか。フィリピンはカトリックですね。カトリックとはいえ輸入のカトリックだから、欧米とは多少違うんでしょうか。

鷲田　報告書の目次を見ただけですので確かなことは言えないんですが、東南アジア独特の死生観を再発見していく取り組みだと思います。多くの研究者が関わっていて、本もいろいろ出ていますよ。

岩田　そうですか。それは知らなかった。フィリピンは医療職の輸出大国で、アメリカにはフィリピン出身のドクターやナースがたくさん働いていますね。

鷲田　フィリピンとインドネシアですね。日本でも二〇〇八年からインドネシアからの看護師・介護士の受け入れが始まりましたが、とても評価が高いと聞きます。

岩田　そうですね。アメリカでは、フィリピン人は英語が喋れるし、非常に気立てがよくて細かいところに気がつくので、患者からもとても評判がよいんです。日本でも今、外国人の医療従事者を入れようとしていますが、日本人の雇用を守ろうとする多くの団体（日本医師会や看護協会）がそれに反対しています。あるいはきわめて高いハードルを設定することによる妨害ですね。まあ、要するに反対と同義だと思いますが。僕はフィリピン人の看護師やヘルパーさんが日本に入ってきたら、皆さんすごく喜んでくれるだろうなと思ってるんですが。たとえ日本語が多少たどたどしくても、です。

鷲田　中井久夫さんも、近著『「昭和」を送る』（みすず書房、二〇一三）で、フィリピンとインドネシアの看護師さんを高く評価しておられます。

岩田　日本の看護師さんが青くなりますよ（笑）。身を粉にして一生懸命やられたら、私たちは立つ瀬がないと。フィリピンやインドネシアには、もともと年上の人を敬う文化が深く根付いている。高齢者の方に敬意を持って振る舞うし、ケアの心を持っています。

鷲田　日本でもかつては、「人様のお役に立つ人になれ」とよく言われたものですが。

自分の話しかできない人たち

岩田　最近、自己実現することしか考えてない人が多いように思うんです。自分がどうあるかということにしか興味がないんですよ。医者の集まりでも、キャリア・ディベロップメントをどうするとか、そんなことばかり言っている。医者のアメリカ留学に関する会議があって、僕も自分の体験談などを話したんです。そこに来ていた発表者のほとんどが、自分の話しかしないんです。自分はアメリカに行ってこういう資格を取って、こういうキャリアアップをして、こういう高いポジションについて、こういうところに住んで、という感じで語る。それを聞いていて、患者は一体どこに行ってしまったのかと思いました。

鷲田　「この間、こんな患者さんがいて」とか、そういう話にはならないんですか。

岩田　あまりならないんです。一人として「自分はこんな患者を診て……」という話ができない。医療者の集まりなのに、揃いも揃って自分の話しかしない。これは由々しきことだと思います。医者だけでなく、今は看護師も専門資格を取って、だんだんプロフェッショナル化しつつあるんですよね。

鷲田　編集者も一緒だそうですよ。僕よりちょっと年下の編集者と二十代の編集者二人が作家さんを囲んでお喋りした。すると若い編集者は自分のことばかり喋るんですって。なぜ自分はこの職業を選んだのか、とか、こういう編集者になりたい、とか、そういう話を延々とする。年上の編集者が、自分たちの若い時だとそんなことは考えられないと言ってました。自分たちは若い時に編集者仲間で集まったら、誰々先生の原稿の取り方とか、今話題になっている作家についてとか、情報交換をしていた。要するに自分の話ではなく、他人の話をしていた。ところが今の若い編集者は、自分の話ばかりする。友だちならまだしも、大先輩、ましてや作家にまで自分のことをあんなに語るのか、と思ってほとほと呆れはてた、と。

岩田　手塚治虫の担当をしていた編集者の逸話を集めた漫画があるんですが（宮崎克・吉本浩二『ブラック・ジャック創作秘話』秋田書店、二〇一一）、これが面白いんです。締め切りを守らない、逃げられた、そういうエピソードなんですが、終始「あの先生は本当にすごかった」というリスペクトが感じられる。苦労させられた話なのに嬉々として語っているんです。飲み会の席などで苦労話を面白おかしく話す人っていますよね。「昔、指導医にものすごいカミナリを落とされて、お前なんか医者やめろって言われた」みたいなことを話すと、場がすごく盛り上がるんです（笑）。

患者さんでも、自分の話しかしない人は多いです。自分にしか興味がない。そのことそのものが一種の病だと思います。僕の外来でもいるんです。自分の仕事や家族の話、さらには「自分は本来こうあるべきなのに、不本意な現実に甘んじている」というような話を延々とする。「自分は本来こうあるべき」というのは、いわゆる自己実現ですよね。自分で理想を設定して現実とのギャップに苦しんで、あげくの果てには体調を崩すというパターンがすごく多くて。理想を設定することをやめて、もっと自分の周りの人のことを考えるようにすれば、体調だってよくなってくると思うんですけど。

余裕がない

岩田　先生のお話を伺っていて思ったんですが、今、医者に世間話をするような余裕が全然ないんですよ。「最近どう?」みたいな話をする暇があったら、次の患者を診ろ、と。慢性的に医者が足りないということもあって、常に追い立てられている。

鷲田　一方で、国立大学が法人化して、大学病院も独立採算でやれと言われていますよね。ベッドの回転をよくするために、できるだけ早く退院させて新しい患者を入れる。「病人を増やすために病院があるのか!」と言ってみたくなりますよね(笑)。

岩田　どんどん患者を診て、もっともっと研究しろと。先生はご存知だと思うんですが、文科省は今、研究費は提供するが運営交付金は減らす、ということを露骨に言ってます。つまり、研究はしろ、でも病院は収益を上げるために患者を診ろということなんですね。

鷲田　病院長の会議では、このままだと何年か後に大学病院は潰れるといったシミュレーションをしている。危機を乗り越えるためには、患者さんを増やして回転をよくしなければならないと。たとえば患者Aの手術と並行して患者Bの放射線治療をして、同時に患者Cの治療をするとか、そういうふうに効率的に回していけば、財政危機を乗り越えられる。そういった議論ばかりしている。何だか本末転倒な気がしますね。
岩田　まったくそうなんですが、実はそれにはいいところもあるんですよ。最近、教授選がいくらかまともになってきたんですよ。昔は医学部の教授は優秀な研究者がなると相場が決まっていました。インパクト・ファクターが一番大きい人が評価されて教授になる。ところがそういう人は朝から晩まで研究しているから、臨床ができないんですよ。臨床できない人が臨床のリーダーになって、ほぼ「おまかせ」にしている。おまかせならまだよくて、中には臨床経験が乏しいのに「俺がトップなんだから言う通りにしろ」と口を出してくる人もいます（笑）。似たようなことは、どの世界にもあるのかもしれませんけど。
鷲田　それは医学部長ですよね。病院長は臨床の方がなるんでしょう？
岩田　いえ、そんなことないんです。名目的には臨床医ですが、実質は研究者って人も多いんです。
鷲田　そうなんですか。
岩田　今は、先生がおっしゃるように、法人だから病院の運営をよくするために、とにかく患者を集めなければなりません。すると、教授は患者を診ることができて手術のできる医者でなければダメということになってきた。これは某大学のフィクションとして聞いていただきたいんですけど（笑）、かつては文句なしに教授になっていたインパクト・ファクターの高い人が、臨床ができないだろうという理由で、教授にするのはいかがなものか、と疑義が出されるようになりました。僕としては、研究者はあくまで研究者として評価するのが当然だと思うんですけどね。とにかく以前は、研究しか評価の対象がなかったので、教育とか臨床なんて蚊帳の外に置かれていました。

鷲田　そうすると、臨床のほうにも大きな問題がありますよね。臨床はできるけれども、臨床の研究ができない。

岩田　今の日本に、臨床と研究、両方ができる人はほとんどいませんね。

鷲田　そんな余裕がないんですね。

岩田　ええ。加えて、臨床試験をやる技術がないのです。高血圧治療薬のディオバン問題というのがありましたよね。京都府立医大と慈恵医大で論文のデータを捏造した。あの研究をやっていた教授たちは、多くが基礎研究者なんですよ。だから患者さんを診ないんです。患者さんを診ないから、何が患者さんにとって大事なデータなのかということがわからない。それでノバルティス・ファーマという製薬会社にデータの管理を任せた。製薬会社の人たちは自分たちに都合のいいようにデータを動かして、それに基づいて教授たちが論文を書く。その結果何が起こったのか、たぶん当の教授たちはあまり理解できてないと思うんです。「なんでこんなに世間が騒ぐんだろう」と、途方に暮れてるんじゃないですか。彼らには臨床的な意味というものがわからない。

鷲田　わからない？

岩田　ディオバンは血圧を下げる薬ですが、血圧を下げること自体が目標じゃないんです。血圧は測ってみないとわからない。症状のある高血圧はまれで、ほとんどの高血圧患者は無症状です。そういう身体的な実感のないものが上がったり下がったりしたところで、患者さんには実はどうでもいいことです。血圧を下げることによって、脳卒中や心臓病を減らすことこそが本来の目的なんです。京都ハートスタディ（京都府立医大と関連病院による大規模臨床試験）は、「ディオバンを服用すると脳卒中や心筋梗塞が減る」ということを立証する研究だったんですけど、実は全然減ってなかったんですね。減ったという臨床データを捏造していたんです。僕らから見るときわめて由々しきことで、呆れてものも言えない事態です。さらに悪いことに、府立医大もノバルティスも高血圧学会も口を揃えて、「たしかに脳卒中や心筋梗塞は減りませんでした。それは謝ります。でも安心してください。ちゃんと血圧は下がってましたから」（笑）。つまり、血圧はちゃんと下がってるからいいじゃないですか、と。僕ら臨床医はそれを聞いて、みんなひっくり返った。だって、見当違いもはなはだしいじゃないですか。血圧を下げるのはあくまで手段であって目的ではない。血圧を下げた先にある、心筋梗塞とか脳卒中が減ってなんぼなんです。それなのに「血圧はちゃんと下がってますから安心してください」では詐欺としか言いようがない。でも彼らは、自分たちが患者さんを騙しているなんて夢にも思っていないんでしょう。本当に、血圧は下がってるんだからいいじゃないか、と思っているはずですよ。

医者と患者の対立構造

鷲田　話を戻しますが、臨床の先生は治療行為だけで一日のほとんどの時間が潰れてしまって、研究をする時間がほとんどないですよね。

岩田　ええ。優秀なドクターであればあるほど患者さんが集まってくるので、その時間を取れない。

鷲田　悪循環ですね。治療行為が忙しくて研究の時間がとれず、論文が少なくなってくれば今度は自分の評価が下がっていく。

岩田　だから優れたドクターほど評価が低くなっていくという、非常に皮肉な結果になっています。一方で、たいして臨床能力のないドクターのところには患者さんが集まらなくて、暇だから研究ができると（笑）。そういうアイロニーがあります。これはなかなか難しい問題です。ですからやはり、医者の純増というのはどうしても必要です。

これに関しては、患者さんにも責任があると思っているんですね。阪大もそうだと思うんですが、本来、大学病院に来なくていいような人がたくさん来ているんです。そういう人たちがエゴを発揮するから、医者はその対応に忙殺されて、研究に時間を割くことができなくなる。この問題もけっこう深刻です。村上智彦先生という、夕張で地域医療をなさっていた先生が『医療にたかるな』（新潮新書、二〇一三）という刺激的な本を書いておられますが、そこで患者の権利意識について指摘しています。ある人が大学病院にやってきて、自分のことばかり延々と語ってから、私はこんな症状なので、ぜひ大学病院で診てほしいと言う。普段診てもらっているかかりつけ医の先生には「このままで大丈夫ですよ」と言われているけれども、いざという時に不安だから、設備の整った大学病院で治療を受けたい。大学病院にそういう患者が殺到すると、より深刻な症状を抱えている患者の治療ができなくなる。

鷲田　患者さんとかかりつけのお医者さんとの関係も悪くなりますね。

岩田　医者と患者の関係に関して、医者のほうがもっと自覚を持つべきだとよく言われるし、実際その通りなんです。でも一般的に、うまくいっていないコミュニケーションにおいて一方が全面的によくて、一方が全面的に悪いということはほとんどありません。普通は、程度問題ですが、お互いさまなんです。医者と患者のコミュニケーションも、一般的なコミュニケーションの一バリエーションに過ぎません。やはり片一方だけに責任を負わせるのは酷だと思います。

鷲田　それのみならず、病院のコンプライアンスも大変ですね。今の病院の事務スタッフはただでさえ激務なのに、「情報公開」の要求を受けて、ときには一人の新聞記者もしくは患者さんのために、一週間以上かけて資料づくりをするんですよ。ダンボールいっぱいの資料を調べて、個人情報を全部消す……。

岩田　あれは読んでも全然理解できないですよね。税理士さんが僕のところに持ってきますけど。

鷲田　新聞社やら個人がなにか意地でやっているケースもあって、どう見ても行き過ぎ。

岩田　そうですよね。これも結局、さっきおっしゃっていたラグビーチームの話に当てはまると思うんです。ラグビーでは、いろんなポジションの人がひとつの目的のために一丸となって進んでいく。けれども今の状況は、医者対患者というような対立構造を生み出している。ラグビーチームであれば、味方の足を引っ張るようなことをするわけがない。そんなことをしても何の得にもならない。それが現状の医者対患者という関係では、お互いが足を引っ張り合うという、ラグビーチームとしてはきわめて異様なことをしてしまう。患者さんをチームの一員にして、医者あるいは病院のパフォーマンスを最大にすれば、患者さんと医者双方に利益として返ってくるはずです。今の患者は、医者や医療事務の足を引っ張ることによって自分が得をすると思っている。どう考えてもおかしいですよね。

個人パフォーマンスからチーム医療へ

鷲田　大学の医学教育でひとつ異様だと思うことがあります。病院ではお医者さんや看護師さん、リハビリの先生や薬剤師さんが一緒に働いていますよね。ところが大学の医学教育には、医学部の学生、薬学部の学生、リハビリを学ぶ福祉系の学生の共通授業がひとつもないんです。これを知ったときはショックだった！

岩田　おっしゃるとおりですね。神戸大学もそうだし、僕が行ってた島根大学もそうでした。

鷲田　薬学も、薬学だけで完結している。僕が副学長の時にようやく、薬学部の研修生が病室に行ってもいいことになりました。それまでは出入り禁止だったんですよ。

岩田　今でも多くの病院はそうですね。僕が神戸大に行った時、医者は検査室に立ち入ることができなかった（笑）。

鷲田　薬がどれぐらい効いてるか、顔色が見たくなるのにね（笑）。でも、それは許されない。

僕はとにかく、彼らの共通授業がひとつもないことにショックを受けて、大阪大でも一年生の間だけでもいいから医学部、薬学部、人間科学部で一緒の授業をしてあげてくださいって頼んだんですけど、結局実現しなかった。

岩田　きわめてタコツボ的ですよね。

鷲田　「だって同じところで、同じ目的を持って働くんでしょう」って言ったんですけどね。

岩田　すっかり立場的になってしまっている。チームという発想がまったくない。

鷲田　学生時代ですらできないんですから、卒業してプロになったらなおのことできない。

岩田　そうですよ。「看護師はもうちょっとこうしたら、病院がよくなるんじゃないか」みたいなことを言うと、決まって「それは看護師の問題だから、口を出さないでください」と言われてしまう（笑）。そこから「これは看護師だけでなく病院全体の問題ですよ」というところまで話を戻すのに、ものすごく時間がかかるんです。僕は神戸大に行って六年目になりますが、ようやく最近、そういう話を聞いてくれるようになってきました。これまでは看護師のことは看護師に、検査のことは検査技師に、薬のことは薬剤師に、みたいに縦割りで、他の人はノータッチという完全なセクショナリズムになっていたんです。

鷲田　それだったらラグビーはできないですね。

岩田　そうなんです。みんなバラバラにプレーするばかり。

鷲田　サッカーではディフェンスの人でも、前が空いててチャンスだったらウワーッと出て行きますよね。敵陣のどこが手薄でチャンスだとか、そういうことを見越してケアしていかなければ、球技なんかできないですよ。まあ、野球は例外ですけど。野球では、サードの人間がライトフライを取りに行くということはない（笑）。それでライトがエラーしたら、ぶつぶつ文句を言う。チームプレーとしては最悪ですね。

岩田　自分のパフォーマンスにしか興味がない人が多いように思います。それで他人に関しては勝手にやってくださいという感じで、一切口を出さない。

鷲田　下手に口を出すと、責任を取らなければいけなくなるから。

岩田　全員がバラバラにやっていて、病院全体のパフォーマンスについては一切考えない。医者も看護師も自分たちのパフォーマンスにしか興味がない。これもまた「私」にとらわれているということですよね。深刻な問題です。

　大学病院は、伝統的にそういうところがありました。今はだいぶ崩れてきてますが、昔はもっとすごかったんです。各診療科ごとに医局があって、その中で全部完結していた。ルールは全部教授が決めてたんですよ。つまり医者以外のプロフェッショナルを一切入れていなかった。たとえば医者は手術をするけれども、術後の抗生物質や痛み止めの処方、栄養の摂り方に関しては専門外なのでよく知らない。そういう部分はやっつけ仕事的なところがあった。しかし今は医療が多様化しているし、それではダメだろうということで抗生物質の専門家、痛みの専門家、栄養の専門家が入ってチーム医療でやるようになった。そこに至るまでには相当な紆余曲折があったんです。昔はチームという発想自体がなかったから、十五人のプレイヤーが勝手にボールを持って勝手に走り回るというのが日本の医療のあり方でした。

鷲田　やっぱり病院は怖い（笑）。

岩田　そうですよ。実態を知れば知るほど、病院に行きたくなくなります（笑）。だけどようやく最近、チーム医療が実現するようになってきました。僕の専門である感染症は、医療全体を貫く横糸のようなものとして位置づけられている。だから神戸大に移ってから、検査室や看護部、薬剤部など全セクションに足を運んで「チームなんだから話し合いをしなきゃダメでしょう。一緒にやっていきましょう」と言い続けた。僕はその時完全によそ者でしたから、わざと空気を読めない「ふり」をしたんです。すると、「あの人はずっとアメリカにいたらしいから、こっちの話が通じないんだな」と思われて奇人変人扱い（笑）。それでもなお、僕は看護師などに「みんなで力を合わせないのはおかしいでしょう」という話をし続けた。

すべてに関わった病院実習

岩田　僕が学生の時、厚生省（当時）が初めて大学病院以外の病院実習というものを認可したんです。それまでは、自分の大学のポリクリ（ポリクリニック：臨床実習課程）はあったんですけど、他の病院で実習するという制度はなくて。僕が五年生の時に初めて、他の病院で実習していいことになったんです。それで僕は、東北の病院にアプライ（応募）したんです。まあ、単に東北旅行がしたかっただけなんですけど。それで宮城県の亘理町《わたり》にある病院に「そちらの病院で実習してもいいですか」と手紙を書きました。

鷲田　亘理にいらしてたんですか。今、亘理や名取はケアの先進地区になってますね。岡部健《たけし》さんという、地域住民の死をずっと看取ってきた先生について書かれた本が評判になりましたね（奥野修司『看取り先生の遺言』文藝春秋、二〇一三）。岡部さんはもともと肺がんがご専門で、東北大学医学部を卒業して、しばらくは研究に従事しておられた。その後静岡県立総合病院、宮城県立がんセンターなどを経て、一九九七年に名取で在宅専門の診療所を開業した。それ以来、死を看取る地域医療というのをずっとやってこられました。二〇一〇年に転移性の胃がんが見つかり、翌年の東日本大震災を経験してもなお、精力的に地域医療に取り組んでおられましたが、二〇一二年に六十二歳で亡くなられた。岡部さんは生前、臨床宗教学というものの必要性を強く訴えておられたんですが、それが東北大学大学院で宗教者・医師が共同で授業を行う実践宗教学寄附講座として実現した。

岩田　すごいですね。

鷲田　名取と亘理は隣ですよね。

岩田　ええ。それで二十年以上前、学生の時に亘理に行ったんです。向こうの部長の先生に「今まで学生なんて受け入れたことがないから、どうやって教えたらいいのかわからない」とはっきり言われまして。わざわざ島根からこんな遠くまで来たというのに（笑）。そしたらその部長が、たぶん苦しまぎれだったと思うんですけど、僕のためのプログラムを考えてくれたんです。月曜日は看護師さんと一緒に働く。火曜日は薬剤師さんと働く。水曜日は理学療法士さんと一緒にリハビリをやる。木曜日は栄養士さん、金曜日は検査技師さんと一緒に働く。

鷲田　それはとてもいい教育じゃないですか！

岩田　二十年以上前の経験なんですが、今でもすごくよく覚えています。一週間、朝から晩まで看護や薬出し、リハビリなどをやって。なんでよく覚えているかというと、どこのセクションでも聞かされるのは医者の悪口ばっかりなんです（笑）。「あの先生はまったく私たちの仕事を理解してない」とか。医者に面と向かって言えないから、陰口になる。僕なんて利害関係がない一学生だから、彼らの格好の標的になった。しまいには「あんた、あんな医者になったらダメよ！」とかハッパをかけられるわけですよ（笑）。医者というのは同業者からこんなに嫌われているのに、それについてまったくインフォームされてないんだな、と思って、ショックでしたね。でもこの時の経験は今でも、医者としての僕の土台になってますね。

哲学はあらゆる学問の基礎

鷲田　チームで何かをする時にまず必要なのは、チームの異なる領域のプロが一番こだわっていることを知ることなんですよね。相手のこだわりを把握してそれを満足させてあげれば、意見をまとめるのも比較的に楽です。だから僕は医者の集まりに呼ばれると、いつも言うんです。いかに優れた専門家であっても、他の領域のプロと組まなければ何ひとつできないんですよ。そこには看護師やヘルパーなどといった医療職のみならず、経営や広報に携わる人も含まれる。いくらアイデアを持っていても、他人に訴え、動かす技術がなければ実現しない。どんな優れたプロでも、ひとりでは何もできない、と。

岩田　今のお話を聞いて、先生があんな巨大な大学の総長という役割をこなしておられた理由がわかったような気がします。そういう他人のツボのようなものを押さえておけば、できるわけですね。

鷲田　いや、全然できてないですよ。ただ、哲学のいいところは専門領域がないことなんです。哲学に特定の対象ってないじゃないですか、宇宙、自然、歴史、美、道徳、政治、何でも哲学として論じられる。

岩田　ファッションとか。

鷲田　もちろんです。哲学というのは不思議な学問で、大学の中で唯一、専門を持たないアマチュア学なんですよ。アマチュアの原義からして知の「愛好者」。普通、定義も対象領域も決まっていない学問ってありえないでしょう。さらには方法論が確定していないって、普通ならニセ学問じゃないですか。けれど、数多《あまた》ある学問の中で、哲学に関してだけは「哲学とは何か」という議論がまとまらない（笑）。対象領域はこの世の全部です（笑）。マルクス主義や構造主義、現象学や分析哲学、プラグマティズムなどがずーっと方法論的に対立しあってきているから、みんなを納得させる方法なんてありません（笑）。ところがその一方で、どんな学問にも哲学がありますね。たとえば、医学部は医療の知識と技術ですが、そもそも病とは何なのかは哲学の問題領域に入ってきます。政治学も政治という現象と歴史を分析しますが、政治とは何かは哲学の問題です。歴史学もそう。歴史記述と分析は歴史学の仕事ですが、そもそも過去の出来事という、存在しないものについての学問がなぜ成り立つのかと問えば、それはもう哲学です。

岩田　実験も証明もできない。

鷲田　なぜそんなものが学問になるのか。もう一度医学について言えば、「病気を治すとはどういうことなのか」という問い、あるいは「正常と異常の違いはどこにあるのか」「健康と病気の違いはどこにあるのか」という問い。これらはすべて、哲学の領域に属する。つまりあらゆる学問は、それ自体を成立させるための基礎論として哲学を置いているんです。

岩田　でもそこが、医学ではほったらかしにされている。

鷲田　アマチュア的でありながら、学問の基礎に関わるもっともアカデミックなものでもある。だから大学の中で哲学の位置づけは引き裂かれている。言ってみれば鵺《ぬえ》的なんですが、そこが面白いところです。でも、ちゃんと誇りもある。僕は医学の実学はうといですが、少なくとも医学が学問として成り立つ基礎については議論することができる。そして一方で身体とは何か、命とは何かという根本的な問題を議論できるという自負もある。

岩田　たとえば僕らは今まで、脳死の判定基準についてさんざん議論してきたわけですが、その際、そもそも「脳死の議論とは何か」という根源的な問いを突き詰めることをせず、もっぱらテクニカルな方面ばかりを云々してきました。だから脳死患者の耳に水を入れるとどうなるとか、そういう枝葉末節的な議論ばかりになってしまって。

医者は質問が苦手

岩田　とりわけ医者は、そういう根源的な問いを突き詰めることがからきし苦手なんですよ。これは鷲田先生がどこかでお書きになっていると思うんですが、六歳で小学校に入って、学校の先生が出す質問に答えるということをずっとやり続けて大学生になるんですね。つまり誰かの質問に答えることばかりで、自分から誰かに質問するということをしてきていない。医者にはその傾向が顕著です。質問するということは時間の無駄でしかない。たとえば分数の割り算で分母と分子をひっくり返して掛け算することに疑問を持って、それを一週間悶々と考え続けている小学生がいたとする。そういう小学生は、ただやり方を丸覚えしているだけの小学生よりも成績が悪くなってしまう。問えば問うほど、学校の成績は下がっていくわけです。そうすると、その子が医学部に入る可能性はだんだん低くなってくる。

一方で、他人に出された質問に要領よく正確に答える子の成績はどんどん上がっていって、大学受験もうまくいく。普通の大学は四年制ですが、医学部は学ぶ物量があまりにも多いので、六年間も行かなければならない。そして高校生の時と同様に、たくさんの知識を次から次へと詰め込まれる。だから当然、落ち着いてものを考えたり、何かに疑問を持ったりする暇はない。

鷲田 それは日本的な医学教育なんですか。

岩田 日本的と言えるかもしれません。そして医者になると、今度は医局という組織に配属される。そこでは、教授の質問に迅速かつ正確に答えることのできる人がよい研修医と見なされる。そこで教授に「先生、なんでこんな薬使うんですか?」とか楯突く人はダメです(笑)。

鷲田 教授が絶対でしたからね。

岩田 医者は、相手の質問に要領よく正確に答える訓練は十分に受けてきたかもしれませんが、その一方で自分から相手に何かを質問する訓練をほとんどしてきていない。質問ができないということは、人の話が聞けないということとほぼ同義です。ということは、患者さんの話を聞けないということになる。患者さんが「ちょっと眠れないんですけど」と言った場合、それ以上何も聞かずに、いとも簡単に眠剤を出してしまう。本来ならこちらが「どうして眠れないんですか?

何か理由でもあるんですか？」と訊いて、患者さんの「実はこういうことがあって」という話が始まるはずなんです。眠れない理由が「おしっこが近くて、夜中しょっちゅうトイレに行く」ということであれば、実はそちらのほうが治療の対象になったりするんです。そこで質問を端折《はしょ》ってしまえば、そういう病気も見落としてしまうことになる。

鷲田　先生が教えておられる学生もそうなんですか。

岩田　神戸大学の学生も、本当に質問ができません。「この患者さんを見てどう思う？」って訊いても、患者さんを目の前にしてもじもじしているばかりで。だから、患者さんがどういう問題を抱えているのかがわからない。「カルテにこう書いてありました」とか「何とか先生はこう言ってます」とか、そういうことは言えるんですが、「じゃああなたは、この患者さんに関して何が問題だと思ってるの？」と訊いても、「わかりません」という答えが返ってくるだけ。「ちょっと考えてごらん」って言っても、やはり「わかりません」と繰り返すばかり。彼らは非常に優秀な頭脳を持っているはずなのに、どうしてこんなに「愚か」なんだろうと思ってしまいます。

鷲田　海外の医学生はどうなんですか。

岩田　二〇一三年の一月にハワイ大学に行ったんですが、ここの医学部の一年生は神戸大学の学生とは正反対。アメリカの場合、普通の大学を卒業してから四年制の医学部に行くんですが。たとえばある患者さんがめまいを起こしているという場合、その患者さんにすべき質問をすべてリストアップする。「薬を飲んでいませんか？」「膝が悪くなっていませんか？」「糖尿病があって血糖値が不安定になっていませんか?」など、思いつくままに質問事項を挙げて、その患者さんのプロブレムリストを完璧につくるんです。神戸大学の学生には、そういうことはできません。ハワイ大学の学生と神戸大学の学生では、IQ的な知性という面ではたいした差はないと思うんです。さらに日本の国立大学の医学部の学生にしても、学校によってそんなにIQの差があるわけではないでしょう。僕に言わせれば些細な違いに過ぎません。それなのに日本の医学生や医者は、ハワイ大学の一年生がいともたやすくやっているようなことが全然できない。

鷲田　ハワイといえば、p4c(Philosophy for children:子どものための哲学)というプロジェクトが盛んなところですね。小学校から哲学を学んでいる。

岩田　哲学というのはすなわち、質問することですね。「なぜ?」と言い続けて、とことん問い詰めていく。

医者の能力は多元的

岩田　患者さんってとにかく、いろんなことを言ってくるんですよ。真面目に付き合うと非常に面白いんですけど、だいたい端折っちゃうんですよね。

鷲田　本来病院というのは、人間相手だから面白い場所だと思うんですけどね。

岩田　そうですよ。医者の多くは小中から私立、あるいは進学校に行って大学というコースを辿ってきていて、わりと等質な感じなんです。父親が医者だったり。そういう非常に狭いポピュレーションしか見てきていない。だから、患者さんや看護師さんなどとのコミュニケーションがすごく下手です。そういう人からよく「僕は人とのコミュニケーションが苦手で、価値観が合わなかったりするんですが、どうしたらいいんでしょう」って相談されるんですが、僕は「そんなの、患者さんとよく話をすればいいことじゃないか」って言うんですよ。病院には、非常に雑多なコミュニティからいろんな人がやってくる。そこには普段なかなか会えないような人もいて、たとえば刑務所から出てきたばかりの人とか、あるいは薬物中毒の人とか。これほどまでに多様な人たちを相手にするんだから、多様性のあるコミュニケーションのプラクティスは容易にできるのです。でも、多くの医者はそういう人たちとの対話を嫌います。腰が引けて、そそくさと病室から逃げてしまう。ま、僕も研修医時代はよく逃げてましたけど（笑）。

鷲田　お医者さんの優秀さの基準って、科によって全然違いますよね。たとえば外科だったら、別に学生時代の成績はさほどよくなくてもいいけど、オペの腕だけは確かで器用な人が評価される。内科の場合、あれは言ってしまえば占いみたいなものかもしれないけれど（笑）、勘のいい人ですね。

岩田　たしかに勘は大事ですね（笑）。

鷲田　あるいは、何かしらの兆候があった時に見逃さない感度の高さとか。いずれにせよ、勘のいい人が評価される。見えないものを相手にして、ああだこうだと占いみたいにしているのが内科医だと言えば叱られそうですけど。あと、最初に患者さんを受け入れる窓口にあたるお医者さんの場合、人当たりがよくてちゃんと人の話を聞けるということが大事ですよね。つまりお医者さんの優秀さというのは、一元的な尺度で測れるものではない。

岩田　本当は、全部できればそれに越したことはないんですよ。手先が器用で判断力があって、知力があって勘が優れていて、しかも人の話が聞けて。そういう人がいたらいいな、という話なんですけど（笑）。でもそういう人はめったにいないから、せめて自分の欠点をひた隠しにして、長所をアピールしてという感じになる。それと、体力や集中力などといった要素もやはり必要ですね。

鷲田　大胆かつ細心である、ということも大事だし。

岩田　ええ。だから不要な要素はほとんどないです。内科医だって注射したりしますから、不器用でいいということはない。だから自分の欠点については多少割り引いて、このへんでちょっと許しておいてくださいという感じですかね（笑）。自分のこと、自分の仕事のことを真摯に考えている人はたいてい、自分に対して常に不全感を抱いてますよ。足りないところがあまりにも多いから。ひとつのことに秀でていればいいというものではないんですよね。むしろこれはバランスの問題ですね。

全体を見渡す

鷲田　これまでの哲学教育も、医学教育に負けず劣らずひどいんですよ。つまりロジックの教育ばかりで、センスの教育をしていないんです。教育の過程では、論理学を学んだり文献を読んだりして知識を得ていくわけですが、実は哲学で最も大事なのはセンスなんです。世の中を見ていて「これはおかしいんじゃないか」と思うとか、そういう感覚を持つことが最も大事です。哲学は、よく言われるように抽象的なことばかり考えている学問ではない。これは時代が抱え込んでいる困難という、きわめて具体的な問題について考えていく学問なんです。たとえば「この社会の病巣はどこにあるのか」というようなことですね。お医者さんと一緒なんですよ。僕が社会の様々な現場に足を運び、対話の中で人々とともに考える哲学を「臨床哲学」と名付けたのも、哲学というのは本来臨床的なものであるべきだと考えているからです。医者が患者を往診するのと同じように、哲学者も問題が起こっている現場に自ら出向き、そこで問題を発見する。過去にさまざまな学説が出されているので、それを勉強して解釈のパターンをいくつか摑んでおけば、どんな事態が起きても「あ、これはこういう類の問題なんだ」と、即時に対応できるんですね。要するにそこで、過去のさまざまな学説を応用して使うことができるわけです。ところが今では、それらの学説の新しい解釈を出すことがすなわち哲学である、というような認識になってしまっています。つまり哲学研究イコール哲学になってしまったんですね。

岩田　先生が常々「哲学学」とおっしゃるものですね。

鷲田　そうです。同時代を見る時、経済学の人は経済からしか見てないし、技術者であればテクニカルな観点からしか見てないけれども、哲学者はそういう狭い枠組みを超えたところから全体を見回そうとする。それで「このあたりに問題があるのではないか」とか、「みんなはあまり重視していないようだけど、実はこれは非常に重要な兆候なのではないか」というようなことを指摘することができる。哲学者にはそういう徴候を読む能力がぜひとも必要なんです。症候を読む医学、筆跡の鑑定学、徴候を解読する精神科医、痕跡を嗅ぐ探偵……。つまり、徴候や痕跡に何かの暗示を読み取る、あのセレンディピティ（serendipity）の能力が不可欠です。ところが、今の日本の哲学ではそれを身につけさせるための教育がまったく行われていない。ただ「英語、ドイツ語、ギリシャ語、ラテン語は絶対にマスターするように」「このページをすべて解釈するために、過去のコメンタール（注釈書）も全部読んでおくこと」というような課題を出されるだけ。過去のさまざまな学説を尊重し、それを現実社会で応用する術を学んでいくのではなく、学説に新しい解釈を施すことばかりに汲々としている。だから、哲学教育は医学教育のことを、そんなに偉そうに言えないんですよ。

岩田　全体を見渡すことですね。患者の兆候から診断を引き出すというのが医者の本来あるべき姿なんですが、それをする力が十分に涵養されていない。だから患者の話をろくに聞きもせずに、とりあえず検査するというようなことになってしまう。

鷲田　お医者さんには繊細さも求められますね。鎌田實《みのる》さんが朝日新聞（二〇一三年八月一日付）の「人生の贈りもの」で書いていらしたんですが、諏訪中央病院で鎌田さんの同僚だった先生（今井澄《きよし》医師）は、聴診器を患者さんに当てる前に擦《こす》って温めていたそうなんです。冷たいままの聴診器を当てられたら、患者さんはビクッとして血圧が上がってしまうかもしれない。単に患者さんを思いやるというだけでなく、正確な聴診をするためにそうしている。これはいいなと思いました。

岩田　手もそうですね。冬は手も冷たくなるので、患者さんに触れる前に温めておくといい。僕は冷え性で、いつも患者さんに叱られるんですけど、なかなか温まらないんですよ。

グラデーションの中で答えを見つける

岩田　鷲田先生にひとつお聞きしたいことがあるんです。先生は以前、「anti anti-relativism：反・反相対主義」、つまり反相対主義にさらに反するということをおっしゃっていましたよね（『〈ひと〉の現象学』筑摩書房、二〇一三）。僕はこの言葉にすごく引っかかったんですが、これは相対主義をさらに突き詰めるということなんですか？　相対主義・多様性を甘受するというのは非常に大事なことなんですが、これは難しいことでもありますよね。

鷲田　相対主義というのは、ある意味でそれ自体が成り立たない議論なんですね。

岩田　というと？

鷲田　なぜなら「あらゆる真理は相対的である」という言明自体が相対化されてしまうからです。それに対して「anti-relativism：反相対主義」というのが出てくるんですが、これは逆に絶対的な価値軸があるという考え方になる。

反・反相対主義を唱えるクリフォード・ギアッ（Clifford Geertz）は非常にレトリックに長《た》けていて、論文の中でこう表現しています。たとえば動物が人間にじゃれて手や足を噛んだり、人間が愛する人の身体を噛んだりする場合には愛玩、愛撫と言われる。ところが、そこで噛み付きすぎるとサディズムと言われる。つまり同じ「人を噛む」という行為が、ある時には愛情表現となり、ある時にはサディズムとなる。言い換えると、噛むことは自然であるが、噛みすぎるのは反自然（異常）である。彼はこのような皮肉を言って、反相対主義を批判するわけです。

相対主義においては、病気か病気でないかは一概には言えない。だからある人は人間の自然（human nature）、つまり人間の変わらぬ本質のようなものを基準として立て、ある人は人間の理性という超越的な基準を立てる。そして反・反相対主義の人たちは、これらの基準を批判するわけですよ。「人間の本質とはこういうものだ」という前提から議論を始めたら、絶対にあやまつと。

岩田　哲学者の先生にこんなことを申し上げるのはすごくお恥ずかしいんですが、病気か病気じゃないかという境界線って、たしかにないんですよ。これはあくまで程度問題なので。たとえば頭痛だったら偏頭痛は病気だけど、二日酔いの頭痛は病気じゃないというような認識がある。でも頭痛というカテゴリーの中で、ここからは病気として認められる、というような、真理としての境目は存在しないんです。

出世魚というのがありますよね。ハマチがメジロになりブリになるとか。ハマチとブリは、誰にでも見分けがつく。けれどもハマチがメジロになり、メジロがブリになる瞬間というのはないんですよね。気がつくとブリになっている。

鷲田　そうですよね。子どもが大人になるという時にも、はっきりした境目はない。人為的に何歳からが大人だと社会が決めているから、それを境目だと錯覚している。

岩田　病気か病気じゃないかという境界線そのものははっきりしないんですが、その一方で、露骨に健康な人と露骨に病気の人というのはやっぱりいる。相対と絶対というのはそういうもので、境界線を設けるのが難しい微妙なものと、一見しただけで見分けがつくものとが重なり合っている。むしろそれが自然の姿でしょう。相対主義だから赤ん坊も大人も区別できないというのは乱暴な話です。その違いが一目瞭然なものもあるんですから。相対性はないというのは、そういうことだと思うんです。そのかわりにグラデーションがある。グラデーションがあるということは、程度問題ということになる。黒か白かでなくて、どのぐらいグレーかということで判断するわけです。そうすれば、医学の問題におけるコンフリクト（対立）はかなり少なくなるのではないかと。結局、こうすればいいという解決策はなかなか出てこないんですよ。たいていは、コンテクストを重視するあまり「いや、ここはもう少し話し合って」という流れになって、ある意味愚直な結論になってしまうんですよね。

鷲田　でも愚直な結論のほうが、白黒はっきりさせるやり方よりもはるかに現実に沿っていますよね。

岩田　そしてそのほうが、大人の判断だと思うんですよね。
鷲田　暴力にならない。
岩田　ええ。白黒問題というのはすなわちイエス／ノー問題なので、質問のレベルとしては幼稚なんです。グラデーションの度合いを見て決める場合、選択肢が理論的には無限にあるから、けっこう高度な技術を要する。つまりたくさんのものを見ていないと、答えを出せない。でも難しい分、より妥当な答えを出せる可能性は高いですね。白黒問題とグラデーション問題では、答えの出し方が全然違う。
鷲田　内田樹さんがなさってる武道はそれですよ。今まで出会ったことのない問題に直面した時のための能力を養うんですから。
岩田　内田先生は、イエス／ノー問題にはできるだけ直面しないようにするのが大事だとおっしゃってますね。サンデル教授がよく「あなたは猛スピードで走っている路面電車の運転手で、行く手に五人の労働者がいることに気付いて電車を止めようとするが、ブレーキが利かない。だが、脇にそれる線路待避線がある。ハンドルを切って脇の線路に入れば、一人は殺してしまうことになるけれども五人の労働者の命は助けることができる。一人殺すのと五人殺すのと、あなたはどちらを選ぶか」という例を出しますけど、内田先生は、そういう問題にはなるべく直面しないようにするのが大事だと（笑）。
医療もそれと同じで、病気か病気じゃないかという境界線はわりと相対的なもので、逆に自分が「病気ではない」ことを認めたがらない人が多いんです。そういう人はこちらが「それはまあ、気のせいですよ」と言っても、どこか不満そうで（笑）。でもそこで「私は病気だ」と自己規定してしまうと、それが闇のスパイラルをつくるから、どんどん体調が崩れていったりする。

コトとモノの錯誤

鷲田　僕はお医者さんもしくは生物学者に、菌という概念をみんなにわかりやすいようにきちんと説明してほしい。菌というとみんな悪者扱いするけれども、菌がいないと人間は健康でいられないわけでしょう。みんなそこを勘違いしていて、無菌状態にしておくことが健康のために大事だと思い込んでいる。

岩田　無菌状態というのはありえないし、健康のためにそんな状態をわざわざつくる必要はまったくない。

鷲田　そうですよね。リスクがないのと同じだから。人間はむしろ、自分の体内に細菌をいっぱい持っていることで生きていられるんですから。

岩田　僕は感染症屋なので、菌の話をし始めると長くなってしまうんですが（笑）。ミシェル・フーコーが『臨床医学の誕生』（神谷美恵子訳、みすず書房、二〇一一）で、「十八世紀から十九世紀、フランス革命の終わりごろまでにかけて、病理学者たちが積極的に解剖を行って病気の兆候や症状をモノとして見せた結果、臨床医学におけるコペルニクス的な大転換が起きた」ということを書いていますね。つまり、コト（現象）だった兆候・症状が、その時点からモノ（実体）になったわけです。

実はそれより少し遅れて、十九世紀から二十世紀にかけて感染症の世界でも大転換がありました。その時、ロベルト・コッホというドイツ人の微生物学者が出てきた。彼は、菌が感染症を起こすことを初めて証明した人です。炭疽菌という菌を動物に植え込み、その動物が炭疽という病気になるのを観察した。そして、その動物から同じ菌を取り出して別の動物に植え込んで観察を行ったところ、やはりその動物も同じ病気になった。彼はこの一連の実験で、炭疽菌こそが炭疽の原因であるということを証明した。厳密に言うと証明にはなってないんですが、まあここまでやればみんな納得するだろうと。これを「コッホの原則」といいます。彼はこの時、「一疾患一病原体」というコンセプトを立ち上げたんです。つまり炭疽菌だけが炭疽の原因であり、病気とその原因は一対一の関係にあるということを言ったわけです。

鷲田　病気における元素という考え方ですね。

岩田　ええ。そして、このコッホの一疾患一病原体というコンセプトが、二十世紀における感染症の世界観を完全に支配することになったんです。結核は結核菌、マラリアはマラリア原虫、エイズだったらＨＩＶというふうに、すべての疾患がそれに当てはめられた。

しかしそのうちに、医者の間で価値の変換が起きてきた。たとえば結核というのは咳が出て、喀血して熱が出て、身体がだるくて体重が落ちてくるという病気だったんですが、結核菌という目に見えるわかりやすいモノが出てきてからは、結核菌というモノばかりを見て、肝心の現象（症状・兆候）のほうをあまり見なくなってしまったんです。

鷲田 顕微鏡を覗くようになってきた（笑）。

岩田 患者を診なくても結核について語れるようになってきたんですね。だから「結核」と言うべきところをうっかり「結核菌」と言ってしまっても、ほとんど問題が起こらない。たとえば結核対策と言うべきところを、結核菌対策と言ってても話が通じるわけですよ。これらはほぼ同義になってしまっています。結核菌を防いだり、殺したりすれば結核対策につながる。文法的には成り立っているし、きわめてわかりやすいですよね。つまり結核菌というモノと結核というコト（現象＝症状・兆候）が交換可能になって、しかもコト（結核）がモノ（結核菌）にだんだん呑まれていってしまった。

一対一対応が成り立たない

岩田 そういうふうにしてモノとコトの関係が成り立ってきたんですが、二十一世紀になるとそれがうまくいかなくなってきた。たとえば二〇〇九年に、新型インフルエンザが世界的に流行しましたよね。この新型インフルエンザの死亡率は当初二パーセントであると想定されていて、国内での感染拡大が懸念されていました。そこで厚生労働省は新型インフルエンザに関するガイドラインをまとめ、感染者が出た場合の対処法を指導したわけです。

するとその年の五月、国内で初めての感染者が出たんです。神戸高校の生徒たちで、でも思ったほど深刻な症状は出ていなかった。遺伝子検査をして診断がつくまでには五日かかるんですが、インフルエンザというのはだいたい五日で治ってしまう。その生徒たちも、検査結果が出る頃にはすっかり元気になっていたんです。ところが、検査で陽性だとわかったとたん、「新型インフルエンザが見つかった！　大変だ！」ということで、厚労省は生徒たちを中央市民病院に入院させて隔離した。本人たちは既に元気になってるのに（笑）。わけのわからないことを言って大袈裟な措置を取ったわけです。

鷲田　患者さんの状態よりも「ウイルスが検出された」という事実のほうが重い。

岩田　はい。一方で喘息持ちの人や妊婦さん、すごく太っている人が感染すると、非常に深刻な状況に陥ることもわかってきた。そういう人は肺炎になって、場合によっては死んでしまったりする。さらにヨーロッパの調査では、発熱がなくてまったく無症状であっても、新型インフルエンザウイルスに感染している場合がけっこうある、ということがわかった。

そうするとこの新型インフルエンザウイルスと新型インフルエンザは、もう一対一関係ではない。場合によっては症状が出ない、場合によっては五日くらいで治る、場合によっては死んでしまう、というように、多様性が出てきたわけです。そうなると、新型インフルエンザウイルスに向けて、どうにかしようということに意味がなくなってしまう。このウイルスの対策をどうすればいいのか、ではなくて、現象として何が起きてるのか、そちら側からアプローチしなければならなくなった。二十一世紀はフーコーが言うところの「兆候と症状」に回帰して感染症を考えていくべきなんです。コッホの古典的な一対一関係（一疾患一病原体）はもうおしまいにすべきだと僕は常々訴えているんです。すみません、この話になると熱くなっちゃって（笑）。

鷲田 いやいや。物理学だって観測の問題から始まったわけだし。

岩田 光は粒子なのか波なのかという議論と同じです。まあ、医学の世界ではそんなに根源的にものを考えないので、だいたいは計測しやすいもので判断する。

今はがんに関してもそうですよね。ひと昔前まではがんといえば、「できて大きくなって転移して死ぬ」というのが定説だったんですが、今はもっと多様性を持つものとして捉えられている。それは大きく分けて、①できるけれども大きくならないがん、②ゆっくり大きくなるがん、③一気にバーッと大きくなるがんの三種類です。がん検診というのは、できてゆっくり大きくなるがんにだけ有効なんです。できてバーッと大きくなるがんの場合、検診で見つかったときにはすでに手遅れだし、できて全然大きくならないがんだったら、たまたま見つかっても治す意味がない。下手に治しても、そこから出血したりして裏目に出る人もいますしね。ですからがん検診に関しては、医者の間でもかなり意見が割れています。本当はがんのそれぞれのタイプについて、もっと深い議論をしていくべきなんですが、医者はそういう突き詰めた議論が苦手なんですよ。だから賛成派も反対派も、お互いに相手の話を聞かずに自分の言いたいことだけを言って終わりということが多くて。これは感染症に関しても同じなんですけどね。

精神科もコトよりモノ

鷲田　医学界が変わるには、百年ぐらいかかりそうですね（笑）。

岩田　こういう話は鷲田先生だったら通じるんですけど、医者に言っても「何言ってるの、この人」みたいな顔をされますからね（笑）。

鷲田　それは困りましたね（笑）。ところで、精神科の先生の大半が患者さんを薬で治してらっしゃるけれども、ああいう精神科医療について疑問を持っている人ってけっこう多いんですよね。たとえばある会社に勤めている人が、人間関係のストレスなどから病気になり、精神科に入院したとします。精神科の先生がその人を治して退院させるということはすなわち、そういうストレスの多い社会に戻れるようにするということでしょう。病気の原因になった社会に適応できるようにすることが、果たして本当に治すということなんだろうか。精神科の先生は、そういう根本的な矛盾にしばしば直面されている。だから僕らは時々、ちょっと茶化して言うんですよ。「病気の原因になったものにまたポチャンと漬けるために、病気を治すんですか」と。

岩田　むしろ大事なのは、転職を勧めることですね（笑）。

鷲田　そうそう（笑）。この間出した本（『〈ひと〉の現象学』、前掲）にも少し書いたんですが、「世の中みんな多様性、多様性と言って、多様であることがいいことだという風潮がある。それなのに、人格に関しては統一されているのをよしとして、多様な精神を持った人間のことを多重人格などと言って誇る。人間だけは多様であってはいけないんですか」という質問をしたら、絶句されました（笑）。

岩田　それは耳が痛い質問ですね。

鷲田　河合隼雄先生ですら答えてくれなかった（笑）。「いけず」って言われて（笑）。

岩田　それはすごい（笑）。

鷲田　内科や外科、基礎系の先生方は、精神科の先生たちを科学者として認めないところがありますね。精神科医は、今後の社会で非常に重要な役割を果たすようになっていくと思うんですが、あんなものは科学じゃないと軽んじられているような気がします。

岩田　そうですね。だから精神科の先生は一生懸命バイオマーカーを探すという話になるんです。鬱《うつ》病の患者さんに共通して見つかる物質を探すのが目的です。それが学問だと思っている。そして、そのタンパク質を探し当てたような人が教授の椅子に座るんですよ。もちろん、そういう人の姿は患者さんにはまったく見えません。小児科でも、子どもをきちんと診ることのできるお医者さんではなく、珍しい病気の遺伝子を見つけた人が教授になる。そういう人って子どもと話ができないし非常に困るんです（笑）。子どもと話ができない人が小児科の教授になるというのは、本当にブラックジョークみたい（笑）。

偏差値偏重の陥穽

鷲田　すでに入学試験の段階からブラックジョークが現れているじゃないですか。人の病気を治すことに関心があろうがなかろうがそんなことは関係なしに、偏差値が高いというただそれだけの理由で医大を目指す。あれは予備校のせいですか。予備校がそういう洗脳をするとか？

岩田　いや、予備校はむしろ、医大に合格したという結果を重視するんじゃないでしょうかね。結果が出れば宣伝になるし、業績も上がるから。

鷲田　とにかく学生を煽って、自分の予備校で成績がトップクラスの連中はみな医学部を受けるように指導するって聞きますが。

岩田　罪な話ですよね。僕は予備校から高校生にエールを送ってくれと言われることがあるんですけど、ある時「患者を診たくないなら医学部に来るな」って書いたことがあります（笑）。

鷲田　当然ですよ。血を見ると震える子とかが入学してきたら困るじゃないですか（笑）。

岩田　「私、人が嫌いなんです」という子、たまにいますよ（笑）。

鷲田　大学に入ってから、患者さんと話すのが怖いとか、「こんなこと聞かれたらどうしよう」ってビビッてる子もけっこういるんじゃないですか。

岩田　現に毎年、何人かはドロップアウトします。

鷲田　そうでしょうね。

岩田　そういう人には患者を診せられません。しょうがないから患者さんの担当から外すんです。毎年一定の割合で必ず出てきます。でも、今はだいぶましになったんですよ。僕が学生の頃は、今以上に受験戦争が熾烈で、予備校の先生たちが「とにかく医学部！」みたいな感じだったから、医学部には「この人、医者にするのは危ないな」という人もけっこういた。けれども当時は、そういう人にもデフォルトで患者を診させていたんです。だから当然、患者さんと全然喋れないとか、あるいは逆に患者さんのことを怒鳴ってしまうとか、そういうことがわりとありました。昔は医者がもっと威張ってましたから、患者さんは泣き寝入りせざるをえなかったんですね。今は逆に、患者さんが「なんだあの主治医は」と、すぐにクレームを付けてくる。昔であれば考えられないことです、よくも悪くも。

町医者の復権

鷲田 僕が今お世話になっているかかりつけ医の若先生も、あえて医学界のキャリアをドロップアウトするというか、キャリアダウンの方向を選んで町医者になってらっしゃる。だから、そういう意識の人もちゃんといらっしゃるんだなと思って。

岩田 今、町医者になりたいという志を持って医学部に来る人が少しずつ増えてきています。昔はそれこそ先生がおっしゃるように、町医者というのは一種のキャリアダウンというか、敗者の選択肢だったわけですよね。教授選に落ちたから開業するとか（笑）。

鷲田 あるいは家業を継ぐ。

岩田 今は開業したいから、患者さんを診たいから医者になるという人が少しずつ増えてきている。これは非常にいい傾向だと思うんです。

鷲田　それと今は、大学病院で臨床実習をやりたくないという人もけっこういるようですね。大学病院は特殊な患者さんばかりで、普通の腹痛や下痢、風邪の人を診ることができない。そういう患者さんを診たいのであれば、普通の病院で実習するほうがいいですしね。だから阪大でも、臨床実習を阪大病院でやる学生が少しずつ減ってきている。先生が一生懸命説得して、他の病院に行かせないようにしています。優秀な研究者になってほしいから、大学病院で臨床実習をさせようと。でも本当にお医者さんになりたい人にしてみれば、まずは風邪や下痢などといった初歩的な病気から順番にやっていくほうが絶対に勉強になりますよね。

岩田　そうなんですよ。でも日本では、風邪や下痢を診ることは難しいという認識がほとんどないんです。むしろ、あれは程度の落ちる医者がやることだと思われている。精神科の先生が軽んじられているのと同じです。患者さんに起きている現象を観察し、解釈するというのはけっこう高等技術なんですが、これは程度の低い医者がやることで、血液の中からタンパク質を取り出すほうがはるかに高級な作業だと思われている（笑）。

鷲田　研究もいいですけど、やはり医者は人の病気を治す人じゃないですか。

岩田　風邪を風邪と言い当てる能力は数値化・計量化できないんです。結局のところ、日本の医学界は臨床を軽蔑してる。要するに軽く見ている。大筋はあくまで研究で、臨床はついでにやるサブ的な程度のものだと思っている。そうやって真剣に取り組まないから、「風邪ぐらい診れるだろ?」というような話になる。実は風邪には非常にいろいろな症状があるんですが、臨床のトレーニングを少ししかしていない人は、どの患者を診てもみんな同じに見えてしまう。それで、どの患者にも総合漢方薬や抗生物質を出してしまったりする。つまり、病気の世界が非常に平坦にしか見えてないんですね。

医学と哲学をつなぐ

岩田　そういえば、どこだったかな、ある大学病院では、学生を入院させると聞きました。

鷲田　それ、いいですね。病院のことが内側から見える。

岩田　何日か入院させるんですが、それがすごく効果的らしくて。実は病院って、人が寝泊りするのにすごく不適切なところなんですよね。ピーピーピーピーいろんな機械のアラームは鳴ってるし、人の足音がパタパタするし。健康な若者の医学生ですら寝つけない。ましてや病気を持ってるお年寄りであればなおのこと、安穏と過ごせるわけがない。学生は自分自身が入院してみて、そういうことを悟るらしいんですよ。これはいい教育だと思いますね。

鷲田　でも後が大事ですよね。そこからをちゃんと教育しないと(笑)。

岩田　ええ。初心を忘れちゃうんですよ。最初はみんな、わりと素晴らしい志を持っているんですが。たとえば、多くの入院患者さんは尿路カテーテルというものを医者や看護師に挿入されます。ペニスや女性の尿路に管を入れて、患者の尿は透明のバッグに溜められるので丸見えです。

「あのような管を自分が入れてもらいたい?」と学生や医者に聞くと、「絶対にイヤ」と誰もが言う。でも、患者にはたいした理由もないのにすぐ尿カテーテルを入れたがるんです。「患者を管理しやすい」という理由で。自分がやってほしくないことを、どうして患者にやりたがるんでしょうね。

鷲田 今の医療はけしからん、という義憤を感じていたのにね。

岩田 霞ヶ関と一緒ですよ。

鷲田 その変貌ぶりが(笑)。

岩田 霞ヶ関の人たちも、入る時はみんな非常に高い公僕の理想を抱いているんですが、だんだんと現実の鎧をかぶるようになって、しまいには「まあ、こんなもんだよ」なんて言うようになる(笑)。

鷲田 たしかに。

岩田 現状の説明しかしなくなって、未来を語れなくなるんですよ。ともあれ、教育は本当に大事です。さっき話に出た、質問する力を養うことですね。質問する力とは、自分は何もわかっていないことを認識する力ですよね。でも医者も官僚も、それを認識することが非常に苦手。自分の無知をカミングアウトする勇気がない。でも本当は、そこからすべてが始まるんですね。「自分は、担当している患者のことを何もわかっていない」というところからスタートすれば、患者さんのことをよりよく知ることができる。ところが最初から「私はあなたのことを何でも知ってますよ」という態度でいると、患者さんのことを何も知ることができない。

鷲田　唯一ひねくれて、「自分はほんとうは何も知らない」ということにプライドを持っているのが哲学者です。だから無知の知が一番賢いんだとか、そういうことを偉そうに言う（笑）。「知らない」ことにプライドを持つ職業というのは珍しいですよね。

岩田　医者も本当は、そうあるべきなんですよ。世の中にはわからないことのほうが多いですから。

鷲田　大事なことほどわからんのです。政治とか人生とか。

岩田　ああ、人生もわからないですよね。

鷲田　正解がない。

岩田　やはり、医学と哲学をつなげないとダメですね。昔は、医学部にもいわゆる教養課程があって、哲学者が医学概論の授業を行った。僕らの時は教養課程が二年あったんですが、そういうのは時間の無駄だということで、どんどん削り取られていって。

専門知識の細分化

鷲田　今は、一年生から専門をやるんですよね。

岩田　ええ。僕が学生の時は哲学やドイツ語、経済学などの授業がありました。でも医学部の教養課程で教えている先生というのは、たいていやさぐれてて（笑）。島根医科大学（当時）は単科大学なんですが、医学部で哲学を教えている先生って、いかにもやる気がなさそうでした。「こいつら、どうせ教えても無駄だな」みたいな顔をして教えるんです。授業を受けるほうもやる気がないから相乗作用で、キェルケゴールをずっと音読しておしまいとか。一番面白かったのは英語の授業ですね。先生は雑談ばっかりしてて、いろいろな話を聞かせてくれた。その先生はもともと社会学が専門だったんですが、英語の教師として雇われたんです。僕たちに「私はマックス・ヴェーバーが専門だから、本当はドイツ語のほうが得意なんですけどね。でも仕方がないから英語を教えてる」とか、いつもぶつぶつ言って（笑）。その先生の授業が一番面白かったです。

鷲田　学問のモティベーションって、「この学問が好き」という気持ちよりも、むしろ「あのセンセーみたいになりたい」というモデルがあって、その人に対する憧れでしょう。お医者さんにしても同じで、「ああいう立派なお医者さんになりたい」と思うから医者を志す。今のように先生が年間数コマしか受け持たなくて、毎回違う先生がリレーみたいに出てくる状態では、学生は目標とする人を見つけることができない。やはりひとりの先生が責任を持って、一科目でもいいから一年通してちゃんと指導しなきゃダメでしょう。

岩田　専門分化が進みすぎて、生徒はいろんな教科を覚えなければいけないから、ひとりの先生が通年で教えることはできないというのが一応建前なんです。でも逆に、医学の学問知識が増えすぎてしまって、もう消化しきれなくなっているというのが現状です。

鷲田　そうでしょうね。僕が入院してる時も大腸、小腸、肝臓でそれぞれ違う先生が病室に来られましたから（笑）。

岩田　今は整形外科でも膝が専門、肘が専門というように細分化されてるんですよ。だから今に「私は左の小指が専門で」とか言い出す医者が出てくるんじゃないか（笑）。「ああ、これは右の小指だから私の専門外ですね」なんて言い出しかねない（笑）。そうならないためにも、広く横断的にできる先生がざっくりプリンシプルを教えて、瑣末な知識は自分で勉強してよというかたちにしたほうがいいと思うんですけどね。

僕が学生の時は、インスリンの構造式やアミノ酸配列を覚えさせられたんですよ。今から思うと冗談みたいな話です。さすがにもう忘れましたけど（笑）。今はインターネットの発達によって個々人が持たねばならぬ知識量はどんどん下がっています。知らないことはネットで調べればよいのだから、知識の総量そのものよりも、知識の引き出し方、ネット情報の真偽を見極める能力のほうがずっと大事なのです。それなのに、知識の暗記を首座にした教育という状況は変わっていない。だいいち亀の子の構造式よりも、原則とか原理を学ぶほうがずっと大事です。ですから鷲田先生がおっしゃっているように、学生が一年間、その先生の生きざま、さらに言えばプリンシプルみたいなものを学んでいくというのが望ましいと思うんです。普通の大学で言うゼミみたいなものですね。僕は今の大学でも、そういうシステムに変更したほうがいいと常々訴えてるんです。

でも一方で、医学知識というのはほとんど指数関数的に増えていて、知識の観点からいえば六年間では足りないから、十二年間にしようとか、そういうわけのわからないことを言う人もいるんですよ。

日本型とアメリカ型

鷲田　アメリカではメディカル・スクールに行く前に、一度社会に出るというのは本当なんですか。

岩田　全員ではないです。でも、そういう人も多いですね。ただ、僕はメディカル・スクール制に関しては否定的なんです。よく、メディカル・スクール制にすると成熟した医者ができるとか言いますけど、アメリカに五年いて、アメリカの医者がそんなに成熟しているとは思えなかったんです。むしろ逆で、あえて極論を言ってしまえば幼稚なんです。アメリカの医者こそ、まさに「自分が、自分が」なんですよ。一緒に雑談していても「私は将来こうなりたい」とか「もっと高い収入を得たい」とか、とにかく自分の話ばかりする人が多い。医療をもっと大きく、理念から語る人は少なかったです。

しかもアメリカでは経済や効率を中心に医療政策が敷かれているから、入院期間が極端に短い。平均四・八日（米国疾病予防管理センターCDCによる。二〇一三年十二月十六日確認時点）ですから、だいたい日本（十八・八日。OECDデータ二〇一〇より）の三分の一ですね。とにかく短期間で退院して、どんどん入れ替わっていくから、患者さんの顔なんか覚えられないんですよ。僕は、日本の病院で自分が担当した患者さんのことはわりと覚えています。たとえば百歳のおばあちゃんが皮膚がんになって、毎日顔を見に行って話をしていたとか。ところがアメリカでは、なにしろ患者の数が多いし、そのうえ極端に回転が早いから、とてもじゃないけど日本のようにはいかない。だからアメリカ時代の患者さんのことって、ほとんど覚えていないんですよ。外来で診ていた人は特に。皮肉なことに、重症で退院できない人のことはよく覚えているんですけどね。とにかく、すぐ治った人はすーっと目の前を通り過ぎていくから、全然覚えていない。

鷲田　先生のご出身の島根県では、医者不足で困っているんじゃないですか。

岩田　案外、そうでもないんですよ。人口あたりでいうと、平均を上回っています。ただし、面積ベースだと医者の数は少ないですが。

鷲田　そうなんですか。僕は去年島根に行ったんですが、島根県では教育委員会が、医学部を受ける子どものために三泊四日の合宿をやるそうですね。医学部を受ける子だけを特別扱いして、県がバックアップするなんて、そんなこと普通だったら絶対にできない。だけどあえてこういうことをしているのは、医学部にたくさん入ってもらって、やがて県に戻ってきてもらうためなんですって。

岩田　そういうことをしないと、若い医者が島根に残らないんですよ。島根大学の医学部に来るのはほとんど他県の人で、そういう人は卒業すると地元に戻ってしまうから。島根県の場合、医者に限らず若者は出て行くほうが多くて、入ってくる人は少ない。

鷲田　お産を取り扱う病院が限られているから、大変だとも聞きました。
岩田　もちろん大変は大変です。でも他県ではもっと大変なところがあります。島根県は人口が少ないので、人口当たりの医者数では比較的恵まれているほうなんです。これはあくまで程度問題ですけど。実は今、一番苦しいのは関東なんです。千葉、埼玉、茨城ですね。
鷲田　それは意外です。
岩田　島根県はもともと人口が少ないし、ましてや妊婦の人口は他県に比べれば少ないです。たしかに、県に一つしかない大学の医学部に残る人が少ないというのは問題なんですが、人口が少ないからこそ、どうにかやっていけている。千葉県は、あんなに人口が多いのに千葉大学しかないんですよ。茨城だって筑波大学しかない。人口あたりの医学部数は、少ない順に、千葉、静岡、埼玉、茨城です。島根はなんと、上から三番目です（一位は石川県）。つまり島根県とこれらの県では、相手にするポピュレーションが全然違うんです。供給と需要のバランスがまったく取れていなくて、本当に悲惨な状況です。
鷲田　日本とアメリカでは、病院の分布形態が正反対ですよね。アメリカだと、広大な地域にとてつもなく大きな病院がひとつあって、そこに患者がみんな車でやってくる。日本だと、目開いたらそこら中に医院の看板がある。だからアメリカが集中型だとすれば、日本は分散型というか。先生はどちらがいいと思われますか？
岩田　どっちもどっちですね。

鷲田　どっちもどっち（笑）。

医療の理想郷はない

岩田　日本では、病院の数が多すぎて、その分、質を下げているところがあります。医者のレベルにもかなりばらつきがあります。たとえば、僕がよく行くとある病院は某大学の関連病院ですが、医師の質がとても低いです。大学病院も質が低いですけど、市井の病院はそれに輪をかけてひどいことも少なくありません。つまり野放し状態なんですよ。あまりにひどいので、日本は病院の数をもう少し減らして、統合したほうがいいのではないかと思います。でもアメリカみたいに、車で三時間ぐらい行かないと病院がないというのでは、あまりにも極端ですね。アメリカという国は、すべてにおいて極端なんですよ。

鷲田　では、日本とアメリカの中間あたりのシステムで医療をやっている国はどこなんですか。

岩田　医療の完成形、あるいは理想的な医療を実践している国はどこにもないと思うんです。どこの国も、それなりに医療問題を抱えているのが実状です。政治にしても、「この国の政治が理想」というのはないですよね。つまり、どこの国もそれぞれ医療に関する問題を抱えていて、国民は自分の国の医療制度に多かれ少なかれ不満を持っている。たとえばイギリスの医療は、ナショナル・ヘルス・サービス（ＮＨＳ National Health Service：国民保健サービス）によってすべて無料なんです。しかしタダほど高いものはなくて、病院に患者さんが殺到して何時間も待たされるとか、手術を受けるのに二年も待たなければいけないとか、とにかく悲惨な状況でした（近年改善の兆しがあります）。かといってアメリカのように資本主義的な医療制度だと、「お金のない人はさようなら」ということになってしまう。

鷲田　アメリカでは民間保険会社が中心で医療費が高額なんですね。低所得者は満足な医療を受けられない。

岩田　そうなると当然、日本の医療制度が世界で一番優れているという意見も出てくる。日本の医療は質の割には安いし、それなりのサービスをすぐに提供してくれる。しかもアクセス自由だから、手続きを踏めばどこの病院にでもかかることができる。他の国ではだいたい受診制限があって、患者が自由に病院を選べないんですよ。契約社会ですからあらかじめ決められた医療機関・ドクターにしかかかれない。日本みたいに、この病院は気に入らないから違うところに行くなんていうことはできないんです。とはいえ、一概に自由がいいとは言えません。

　医療における理想郷というのはどこにもないんです。ある国のやり方を真似ればいいというモデルはない。やはり、それぞれの国のスタイルや国民性がありますから、ある国ではうまくいっても、日本ではうまくいかないということも当然あります。だから非常に難しくて、こういう医療をやればうまくいくという万能の方法論が存在しない。

鷲田　その点においては、哲学と同じですね（笑）。

岩田　医療はとにかく複雑なんですよ。いろんなアイテムとか要素があり、それぞれの要素が医療の質に寄与しています。医者の質も、手術の腕前とかコミュニケーションとか、いろいろです。どちらが重要で、どちらが重要でない、ということはありません。ある特定の条件を満たしさえすればよい病院になるわけではありません。あるいは、病気を治して平均寿命を伸ばせばよい医療なのかというと、そうとは限らないとも思います。それでなくても日本人の寿命はかなり伸びていて、平均寿命は世界一です。そうすると、この先も寿命を伸ばし続けることを目標にしていいのか、という悩ましい問題になります。

僕は毎年カンボジアに行くんですけど、カンボジアの平均寿命は日本よりもずっと短く、六十代で死んでしまう人が多いんです。交通事故で死んだり、地雷を踏んで死んだり、結核で死んだり、あとは貧しくて病院にかかれなくて死んだりとか、そういう人がたくさんいる。こういうところでは、もっと寿命を伸ばそうというスローガンはそれなりの説得力を持つんですね。それで手始めに病院を建ててインフラをつくり、お金を使って医者を育てていく。

鷲田　今の日本はすでに超高齢化社会に突入しているから、そういう目標は意味を成さない。

全体を俯瞰する眼

岩田　では日本は今後、医療において何を目指していけばいいのかという話になるんですが、今のところその方向性があまり見えていません。最近では尊厳死の是非を問う議論が浮上して、あえて寿命を短くするという話すら出てきている。あるいはそれに対して、尊厳死の制度化は弱者切り捨てにつながるという反対意見が出ている。誰も落としどころがわからない。尊厳死の問題は、やはり難しいですよね。

鷲田　医療の全体を俯瞰している人はいないんですか。

岩田　そんな人はいないと思います。医療の全体を睥睨《へいげい》している人は、たぶんいない。みんなそれぞれ部分しか見ていない。これはアメリカでも同じような状況らしいです。みんなが自分の持ってるセクションしか見ていない。日本医師会の意向、患者の意向、厚生労働省の意向などといったものがそれぞれ「自分の立場から」医療について意見を言い、ごちゃごちゃやったあげくになんとなく結果としての現在の医療像があります。ですから、現在の医療の姿は、最初から計画してシステマティックにつくられたものではないんです。

鷲田　でも国にしても、これからさらに少子高齢化が進めば予算的に厳しくなるわけだから、いくらなんでもこのままではいけないという思いはあるでしょう。

岩田　もちろんそういう思いはあるんでしょうけど、やはり選挙で勝つことを最優先にするから、結局のところ少子化の問題は先送りにされてしまうでしょうね。子どもを持つ世代の票は軽いですから。

鷲田　年金と医療に関してはもはや立ち行かなくなってきているということは、目に見えているのに。

岩田　みんなそういう懸念を持ってはいるんですが、やはり選挙での勝ちのほうが優先されてしまう。厚労省の人たちはずっと、このままではダメだと言ってますが、とはいえ決めるのは選挙で選ばれる政治家ですから。そうするとまた、国債を発行して穴埋めをするということになって。自分の子どもの世代がどうなってしまうのか、非常に不安です。医療のみならず、エネルギーなどあらゆる問題が、自分の子どもの世代に負の遺産として持ち越されてしまいそうで。未来というゴミ箱の中に、そういう問題がどんどん捨てられていく。だから本当に、今後どうなっていくのか不安ですよね。僕も、そういうことを考える年齢になったんですかね（笑）。

日本の医療は歴史上ベスト

岩田　でも僕は医療に関しては、わりと楽観的なんです。たしかにいろいろと問題はありますが、少なくとも、今の医療は日本の医療の歴史上ベストなんです。昔の日本の医療は本当にひどかったけれども、今は技術的にも論理的にも進歩しているし、何より医療者や看護師、そして病院が患者さんに対して非常に親切になりましたから。

鷲田　昔は病院といえば、上から一方的に言われるところという感じでしたよね。

岩田　おまわりさんと一緒で「おいこら！」みたいな感じでしたからね。昔はよく、医者に叱られてましたよね。

鷲田　お医者さんというのはおっかない。とはいえ、何も患者さんを目の前にしてあんな態度を取ることはないんじゃないかと思いますけど。

岩田　そうですよね。「こら、言うこと聞け！」みたいな感じでした。今、そんなことを言ったら大問題です（笑）。あれは一種の適応障害みたいなもので、患者さんにどのように接していいかわからないから、逆に尊大な態度を取ってしまう。

鷲田　「患者様」なんて呼んでいるのも、決して患者さんを尊重しているからではない。あれは責任逃れではないですか。

岩田　「様」を付けておけば許してもらえるだろうと（笑）。

鷲田　それで「患者様のご意向通りにやります」という空気にしておく。

岩田　そういう医者の行動原理は、ズバリ責任逃れです。でもこれは、プロとは真逆の態度だと思うんですけど。責任を取るのがプロのプロたるゆえんですよね。

鷲田　官僚の人たちにも同じことが言えます。あの人たちは、自分のところに絶対に責任が降りかかってこないように文書をつくる天才です（笑）。あれほどの知性とエネルギーを、ほぼ全部それに費やしている。だから審議会の報告書でも、どの審議委員からも文句を言われないようになっているんです。だから読んでも論旨が読み取れない（笑）。

岩田　これだけ問題が山積している状況であるとはいえ、やはり今の日本の医療は歴史上最高のレベルにあると思います。そして十年後の日本の医療は、今よりもずっとよくなっているのではないかと僕は思うんです。

鷲田　それならば、希望を持ってこの対談を終わることができますね（笑）。でもさっき、ひとりひとりのお医者さんの質はよくないとおっしゃってましたよね？

岩田　たしかにそうなんですけど、前はもっと悪かったんですよ。

鷲田　昔はより閉鎖的ってことですか。

岩田　それもありますが、態度が悪い、知性もない、金に関しては汚いことがまかり通っていた。ディオバンの問題ですごく叩かれましたが、昔はあんなことは日常茶飯事でしたから。

鷲田　たしかに今、大学病院では袖の下がなくなりましたもんね。

岩田　昔はあまりにも常態化してたから騒ぎにならなかった。今、それが騒がれるのは、そういう事象が希有になりつつある証拠だと思います。

鷲田　昔は家族が入院したら、やはりお礼をしていましたからね。かつては病院に付添婦さんというのがいて、そういうことをいろいろと教えてくれた。あの先生だったらいくら包めばいいとか（笑）。

岩田　外科ではまだ、そういう風潮がありますけどね。少なくとも僕らに関しては、そういうのはまったくないですよ。もらっても返します。

鷲田　少なくとも、大学病院ではゼロになった。

岩田　大学病院の場合、すっぱ抜かれた時のリスクが大きすぎますからね（笑）。今は患者さんも、ＩＣレコーダーとか持ってますから。あとは写真を撮られたり。だから油断も隙もないです。僕の患者さんでも、診療時に録音したいという人がいます。見えるところに置いて、正々堂々と録音する人ならまだよいですが、こっそり録音する人もいると聞きます。

鷲田　世知辛い世の中ですよね。

岩田　そうですね。先ほどのコメントと矛盾するようですが、現在の日本医療で直すべきところは、まだまだたくさんあるんです。でも、直す余地があるということはいいことなんです。僕は大学病院に異動した時、ここは荒地だなと思ったんです。その前に勤めていた亀田総合病院は、日本で最もサービスのいい病院と言ってもいいぐらいでしたから、それにひきかえ国立の大学病院は、サービス的には最悪じゃないか。まったく何もない荒地だなというのが第一印象だったんです。でも西部開拓史みたいなもので、緑のオアシスに水をやるよりも、何もないところを開拓していくほうが楽しいかなと思って。実際に僕が来てからの六年間で、神戸大学はだいぶよくなったんですよ。ですから、あと五年経てばさらによくなるのではないかと思ってます。阪大病院だって、十年前よりも今のほうがずっとよくなっていると思います。だから、今から十年後はもっとよくなっていると思いたいですね。伸びしろはたくさんあるんですから、本気になればもっともっとよくなるはずなんですよ。

鷲田　僕は総長時代、「学部ごとに教員の給料に差をつけてもいいんじゃないの？　特に病院に勤めてる若い研修医や非常勤講師には、もっと給料を差し上げてもいいんじゃないの？」って言ったことがあるんですが、結局実現しませんでした。

でも、ひとつだけ実現したことがあります。病院には、五十代でもまだ講師という人がたくさんいますね。患者さんにしてみれば大先生なのに、助教、講師というようなポストに甘んじている。僕はそういう先生たちに「教授」の肩書きをつけてもらったんです。給料はそのままだけど、名刺には「病院教授」という肩書きを入れていいですからと。そうすれば、外部の人に対して病院の教授と名乗ることができる。彼らは本当に気の毒だったから。

岩田　病院の教授というポストも、限られたパイの取り合いですからね。だから教授を増やして、相対化してしまうのが一番いいと思うんですけど（笑）。

鷲田　この際、みんな教授でいいじゃないかということで、そういう人たちに病院教授という称号をつけてもらった。医学部のほうは研究職だから、学部内で勝手にすればいいという感じですけど、病院は社会の窓口ですからね。大学にしてみれば、社会貢献の最たるものです。

岩田　昔はサービスもパフォーマンスも悪くていいだろうと居直る雰囲気がありましたが、法人化で、病院のパフォーマンスも向上させていかねばならなくなった。資本主義原理というとあまりよいイメージを持たれませんが、この点はかえっていいことだったと思います。昔みたいに赤字を何億出しても知らん顔というのでは、あまりにも不健全ですから。まあ、これも程度問題で、がっぽり儲ける必要はないけれども、ちょっと見通しが明るくなったかな（笑）。鷲田先生は総長を務め上げられてすごいですよね。

鷲田　そんなことないですよ。気がついたら、そうなってしまっていたという感じですから。

岩田　みんながやりたがらない仕事ですもんね。

鷲田　逆です。やりたがる人がいるから、僕が選ばれた。そういう人たちに諦めさせるために、他大学出身で文系という二重苦の人間に無理やり押し付けた（笑）。

岩田　それはひとつの知恵ですね（笑）。今日はありがとうございました。

（二〇一三年八月　大阪にて）

第二部

自分の身体の声を聞く

内田樹
岩田健太郎

喫煙は悪なのか

岩田　内田先生は、宮崎駿監督の『風立ちぬ』（二〇一三）に対して日本禁煙学会が「要望書」を出したことはご存知ですか。「抗議文」にすると宮崎駿のファンからクレームが来るというので要望書にした。映画の中の喫煙シーンについて、もう少し配慮してほしいという要請です。

内田　何を要望するんですか？　これから先は映画を作るなということですか。それとも、この映画の上映を控えろとか？

岩田　もともと宮崎監督は喫煙者なので、禁煙学会から個人的に抗議を受けていたんです。ちなみに養老孟司先生も同様の抗議を受けています。今回は、作品中に喫煙シーンが多すぎて、子どもに悪い影響を与えるという批判だったんですね。

内田　バカ言うんじゃないよって言いたくなりますね（笑）。人間の心身の健康に悪いものなんて、無数にあるわけですよ。その中の何か一つを取り上げて、子どもに悪影響を与えるから抑止すべきだなんていうのはどう考えてもおかしいでしょう。たとえば飯を食うことも、酒を飲むことも健康に悪いし。働くことだって過剰になれば心身にストレスがかかる。だから、何が人間の健康にいい、悪いというふうに、デジタルに二分割することなんてできるわけないじゃないですか。

岩田　二元論ではダメだと。

内田　すべてのものは両義的だと僕は思うんです。喫煙は医学的・科学的に間違いなく悪だと言われているけれども、そうとも言い切れないんじゃないか。喫煙の習慣の歴史は非常に古いでしょう。だいたい、新世界からヨーロッパに喫煙の習慣が入ったのは、医療手段としてなんですよ。タバコを吸うと頭痛が治るとか、健康にいいということで入ってきた。

それと、これは喫煙者じゃない人にはわかりにくいと思うけど、実際に鎮静効果があるんですね。たとえば映画で銀行強盗をするシーンがあるでしょ。金庫を破って、大金を持ち出すことに成功した犯人が、警察を振り切って車で逃走して、逃げおおせたところで、とりあえずタバコを一服。そういう時って、本当に「やれやれ」という安らぎ感が訪れるんです。頭に血がのぼってしまっている時に一服すると、気持ちが鎮静する。思考が多少明瞭になって、とりあえずうわずった状態で間違った判断をしないで済む。タバコを吸った場合と吸わない場合で、判断力の適切性に有意な差が出たなんて研究、誰もしてませんからエビデンス（evidence：証拠）なんかないですけど、経験的にはそう信じられている。精神的に追い詰められた時に、神様に祈ると、心が落ち着いて心身の状態が安定して、結果的に適切な判断ができるようになる。それは誰でも認めますよね。『ロッキー』（一九七六）のロッキー・バルボアだって、試合の前にちゃんと神様にお祈りしてますもの。でも、神様にお祈りしたときと、お祈りしなかったときではその後のパフォーマンスに有意な差が出るなんていう仮説に科学的エビデンスはないでしょう。それと同じですよ。タバコを一服すると気持ちが落ち着いて、冷静な判断ができるようになるという信憑《しんぴょう》はひろく喫煙者に共有されている。だとすれば、その信憑を抱く人間にとって、タバコは適切な判断に人を誘う効果を発揮するのは当たり前のことなんですよ。だから、大事な判断をするときに「ちょっと一服してくるわ」ということになる。

岩田　タバコを吸う人は、よくそうおっしゃいますね。

内田　阪神淡路大震災の翌日に学校に行ったんですが、建物は大きな被害を受けていました。その日、僕と同じように十数人ほどの教職員が学校に来ていたんです。通常の指揮命令系統がもう機能しなくなった状態なのだけれど、とりあえずこれから何をすればいいのか、意見を出し合おうということになった。そして理事室に集まったんです。そしたら、全員タバコを吸っているんです。普段あまり吸わない人も吸っている。たぶん震災直後の極度の興奮状態にあったので、心身を鎮静することが急務だったんでしょうね。理事室のクリスタルの灰皿がたちまち吸い殻でてんこ盛りになった。そうしたら学内屈指のスモーカーの人が「結局こういう時、真っ先に学校に来るのはスモーカーだね」って（笑）。たしかにそういうことはあるかもしれない。とりあえず、その時その場にいた人たちの多くは、この状況を生き抜くにあたって喫煙が適切なかたちで作用するという信憑を共有していた。医療というのは、ある種の信憑が集団的に共有されている限り効くんですよ。「鰯の頭も信心から」ですよ。

岩田　プラシーボ効果のようなものですね。

内田　そう。効くと言われたら効くの。

現実感が変わる

内田　おそらく喫煙の効果は脳の中にある種の変性をもたらすこと、それだけなんだと思います。そういう意味で、効果として一番近いのは瞑想だと思うんですよ。

岩田　へえ、瞑想ですか。

内田　うん、瞑想って、要するに脳内の情報処理システムをちょっと普段とは違うモードにしてみるということなんです。瞑想に入ると現実感が変わりますよね。べったりとした現実感が希薄になってきて、世界と自分の間に一枚薄いガラス膜が入ったみたいな、微妙に疎遠な感じになる。ちょっと非現実的になる。それまで自分に取り付いていた、恐怖とか怒りとか嫉妬とか羨望とか、そういう焼けつくような感情が「カッコに入る」。ああ、オレは恐怖を感じているんだなあ……というふうに少しずれたところから自己観察できるようになる。すると、もう恐怖は薄らいでいるわけですよね。だから、激しい感情に呑み込まれそうな時にタバコを吸う人は、あれは擬似的な瞑想状態に入っているんです。自分と感情の間の距離感を取ろうとしているんです。そこに少しでも風が通ると、「あれ？　オレはなんで、こんなつまんないことで怒っていたんだろう」と思えるようになる。そうやってすとんと心が落ち着くことがある。瞑想にはそれなりの準備と技術が必要ですけれど、なかなか瞬間的に自分の脳内の編制を切り替えるのは難しいです。座って呼吸法をするとか、合気道の稽古をするとかすれば、瞑想状態に入れますけど、会社とか学校でがたがたしているときに、いきなりそういうこと、できないでしょ。だから、突発的なトラブルに遭遇したら、「ちょっと一服」という簡便なソリューションがあったわけですよ。

岩田　ＬＳＤもそうだって言いますよね。

内田　大麻とかもね。普段は、現実とはこういうものだという固定観念がありますけど、瞑想状態に入るとそれがちょっとひずんでくる。それによって「いや、現実はこうも見える」ということがわかる。現実に取り憑かれた状態から、現実を観察できる状態に移動するんです。世界には複数の見方があるということを認識する。それがすなわち落ち着くということだと思うんですけどね。

頭にキック

岩田　大震災で思い出しましたが、東日本大震災では被災地にタバコを送った人がすごいバッシングを受けました。

内田　そうでしたね。被災地の人の中には本当にタバコが欲しかった人だってずいぶんいただろうと思うんです。普段吸わない人でも「タバコ、ちょっと吸わせてくれない？」っていう気分になったんじゃないかな。つらい現実が切迫しているときに、その苦痛から一瞬でも距離を置きたいと切実に思っている人からすれば、「健康に悪いから吸うな」とか、そんなこと言われたくないですよ。

岩田　少なくとも外部の人に、そんなことを言われたくないでしょうね。
僕はあの時、石巻市の小学校の体育館でボランティアとして診療してたんです。ある日、八十代のおじいちゃんがやって来て体調が悪いと言うので、薬を処方した。その日の診療が終わって体育館から外に出たら、そのおじいちゃんが美味《うま》そうにタバコを吸ってるんです。それで僕のほうをちらっと見て「あ、見られた」というような顔をした（笑）。声をかける間もなく、そのままスタスタ行ってしまったんですけど（笑）。こういうひょうきんな感じというか、ちょっとにやっと笑ってしまうようなエピソードがあるといいなと思ったんです。それこそ現実とのずれというか。震災直後は誰もが悲愴な面持ちをしていて、何が適切な笑いかもわからないような状態になっていました。僕らも患者さんを笑わせたり、あるいは自分自身が朗らかに笑ったりすることができなかった。だからそのおじいちゃんのエピソードを、僕はとても肯定的に受け取ったんです。だけどこれにしても、文脈をよく読まない人は「イワタは医者のくせにタバコを擁護してる」と、わけのわからない解釈をするんでしょうけど（笑）。
内田　僕らは、現実に対するたったひとつの評価からずれた瞬間に気持ちが落ち着くわけですよ。たとえば誰もが「これは怖い」と思うものにしても、よく見ればちょっと可笑《おか》しみを含んでいたりする。瞑想状態になると、そういうふうにものを複数の視点から見ることができるようになるんです。
頭にキックを与える。テレビを蹴るのとあまり変わらないんです。テレビを蹴飛ばすと、一瞬ちょっと画像がぶれる。テレビに見入っていた人からすれば、「あ、これ現実じゃなくて、映像だったのか」ということに気がつく。これ、すごく大事なことなんですよ。僕らが生きていくうえでの世界の見え方というのは平板であり、それゆえ粘つくようにリアルなんです。だから、たまにそこにキックを一発入れる。すると、画像がぶれて、「リアルなもの」と「それほどリアルではないもの」の間に濃淡が生じる。画像はぶれるけれど、テレビの横にいる人間の像はぶれない。そのときに、どんなことがあってもリアリティが揺るがないものと、わずかな条件の変化があるとたちまちリアリティを失ってしまうものがあるということに気づく。脳にときどきキックを入れる必要があるのは、そのためなんです。砂金をすくう時、何度も水の中で皿を動かしていると、砂が消えて砂金だけが残りますよね。それと同じで、頭をこうやって「ふるいにかける」。そうするとリアルなものだけが残って、リアルでないものは後景に退いていく。自分の頭にいくらキックを与えても揺るがないものはかなり堅牢なリアリティを持っていると言っていい。ちょっと条件を変えただけで現実感が希薄になるようなものは、どうでもいいものなんです。嫉妬とか怒りとかが脳の条件を変えると希薄化するというのは、それがその人自身にとって「実はリアルじゃない」ものだからなんです。どうでもいいことに囚われていたということに気づくためには脳に一発キックです。

岩田　タバコは頭にキックを与えるようなもの？

内田　喫煙の本来の効果は脳にある種の刺激を与えて、世界の見え方をずらすことなんです。意識に変性状態をもたらす。宗教的な瞑想と原理的には同じだと思います。これは、世界の実相を正しく捉えるためのひとつのやり方なんですよ。常習的な喫煙者が実際にそういうことを意識しているかどうかは知りません。けれども、今自分が直面している現実を違う角度から見たいという強い欲望が喫煙者にあることはまず間違いないと思います。

岩田　喫煙のみならず、アルコールやドラッグにも、そういうずらしの効果はある。海外だとマリファナは薬用に使われることがあるんですが、あれはダウナー系と言って抑制剤ですよね。あと僕らがよく使うのが、たとえばモルヒネです。それから、外から摂取する化学物質だけでなく、脳から分泌される化学物質にも同様の効果がありますね。僕は週末ジョギングするんですけど、走るとエンドルフィンが出てきてランナーズ・ハイになる。あれもそうですね。

意味の中で生きている

内田　走る人は必ず「ランナーズ・ハイ」にアディクトしますしね。武道もそうですよ。やっぱり「お稽古ハイ」になる。凱風館《がいふうかん》は一週間に六日稽古できる体制なんですけど、休みの日にも自主稽古したいっていう人がいて、そういう人は結局毎日稽古しているんです。稽古時間が終わってもまだやってる（笑）。これはもう、アディクトとしか言いようがないですね。エンドルフィンが出まくっている。夜十時ぐらいまで稽古して、明くる日また朝六時半から朝稽古に来る。たしかにすごく気持ちがいいし、健康にもいいんだけれども、僕はちょっと不安になってきて。

「君たち、社会生活とか家庭生活とか、大丈夫なの？」って（笑）。武道の稽古してるんだから結構なことじゃないですかと思うでしょうけれど、見方によれば宗教的行《ぎょう》と同じですからね。「うちの奥さん、毎日道場に行ってなんだか怪しい行をやっているみたい」ということになったら、旦那さんだってちょっと心配でしょ（笑）。宗教にはまってしまう人も、あれもやっぱりあれこれと行をやっているうちに脳内麻薬物質が出始めて、それにアディクトしちゃうんだと思いますよ。

岩田　世界の見え方や価値の置き方というのは、人それぞれ違う。僕はいつもそう思っているんですね。人によってその濃淡の出方も違っていて、ぼんやりしている場合もあるしコントラストがくっきり出る場合もある。僕らは医療に携わっていくうえで、その人それぞれの違いみたいなところから始めたいといつも思ってるんです。これは養老先生も怒りを込めておっしゃっていることですけど、医学の世界では、世界は平坦でひとつの見え方しかないと思っている方がわりと多いんですね。僕ら医者は、大学の六年間で事物をたくさん詰め込んで、データを積み上げていって数値化して、それが世界のすべてだというような認識を持つに至る。そうでない歩み方をしない限り、世界は誰が見ても同じという固定観念を抱かざるをえない。

たとえばタバコに関しても、その健康被害を数値化してデータとして吟味せず、丸ごと全否定してみんな禁煙したほうがいいと言う。つまりタバコという言葉を聞いただけで、思考停止状態になってしまうわけです。そもそもタバコの話といっても、そこで語られることは実にさまざまなんです。たとえば最近、セカンドハンド・スモーキング、サードハンド・スモーキングということがよく言われる。セカンドハンド・スモーキングというのはいわゆる副流煙で、吸ってない人に煙が入って健康被害を及ぼすということです。サードハンド・スモーキングというのは、喫煙者はその場にいないんだけど、部屋に残った灰や残留成分による被害ということです。でも実は、これらに関するエビデンスはそんなに多くないんです。家や職場で、何十年も喫煙者と濃密な時間を過ごした場合、喘息の発症率がどれだけ増えるかという統計データはあるんですが。ところがタバコという記号が徐々に拡大化してしまって、ちょっと街で喫煙者とすれ違っただけで、私の健康は侵されているなどと思うようになる。観念だけで脅しをかけるわけです。前にブログで書いたことがあるんですけど、禁煙学会の人たちというのも一種のアディクトでして、映画でタバコを吸う人が出てきただけで冷や汗をかいたりして（笑）。しまいにはイライラしてきて、タバコが切れた人と同じような反応をするようになる。僕は、あれは一種の病気だなと思ってるんですけど。

内田　僕は、エビデンスという言葉にどうしてもひっかかるんです。エビデンスというのは言い換えれば、誰から見ても同じように見えるということですよね。つまり世界中、どこでも同じものがあるということです。でも、世界中どこでも同じ現実なんてないんですよ。環境と主体は相互干渉的なものですから、誰にとっても同じ世界なんか存在しない。僕らは「誰にとっても同一のエビデンス」よりむしろ「自分にとってだけの意味」の中で生きているんですから。

岩田　エビデンスは誰が見ても同じだと思っている医者は多いですけど、これはまったくの間違いですね。数字だから客観的なものだと思われがちですけど、実はこれは主観そのものなんです。たとえば一万円が大金か小金か、というのは完全に主観の世界で、しかもすごく文脈依存的ですよね。今月の生活費が一万円といえば比較的小額に思えるけど、今日の昼飯代が一万円といえばけっこうリッチなように思える。つまり、エビデンスというのはきわめて文脈依存的で、人によって見方がそれぞれ異なる。ところがたいていの人は、エビデンスは客観的かつ堅牢な一個の固有物で、誰が見ても同じに違いない、という信仰に取り憑かれている。僕らの業界では、そういう人がすごく多いですね。

内田　それはまさに信仰ですね。

岩田　内田先生がおっしゃるように、世界の見え方や価値の濃淡は人によってそれぞれ異なる。「医者は患者の思いに共感するように」とかスローガンではよく言うんですけど、これを実践している人は非常に少なくて、結局は自分の価値観をそのまま押し付けてるだけというのがほとんどなんですよね。

共同体が成立する

内田　喫煙習慣というのは、歓待儀礼のひとつでもあります。煙や水という基本的に分割不能なものを他者と共有する。だからこそ、今でもその習慣が残ってるんです。現代社会にあってもなお私有してはいけないものというのがあって、それはタバコとビールなんですよ。知ってます？　タバコというのは、知らない人からもらっていいんです。

岩田　え、そうなんですか？

内田　そうなんです（笑）。見ず知らずの人に「タバコ切れたので、ちょっと一本いいですか？」というのは非礼に当たらないんです。そして、人からタバコを一本と言われたら、原則的には断ることができない。そういうルールがあるんです。というのは、「タバコをくれ」というのはあなたの持っているものの一部を私有したいということじゃなくて、あなたと価値あるものを共有する集団を形成したいという申し出として了解されるからです。「あ、どうぞ」とタバコを差し出して火をつけてあげた瞬間に、そこに小さな共同体が成立するんです。これは経験した人でないとわからないと思うんですが、本当に心身がボロボロになってる時に、そういうささやかなつながりができると、ほんとに救われた気分になるんですよ。

岩田　たとえば、どういう場合ですか？

内田　僕の喫煙経験の中で、今なお最も印象深いエピソードがあるんです。一九七〇年の安保闘争のとき、あるところで徹夜の座り込みのストがあったんです。明け方そこに機動隊がやってきて全員が蹴散らされて、小雨が降る中逃げ出して。暗い中を逃げ回って身も心もボロボロになった学生たちが、ずぶ濡れのまま始発の出る国電の駅に向かって三々五々とぼとぼと歩いてきた。その時、すぐ横を歩いていた学生がタバコを取り出したんです。彼はタバコをくわえて、僕に

「マッチ持ってない?」って聞いてきた。僕は「マッチは持ってるけど、タバコを持ってない。一本くれる?」って(笑)。で、彼がタバコをくれて、僕がマッチを貸したんです。それで「いやあ、厳しい一晩だったね」なんて話しながら駅まで行って、そのまま別れました。落ち武者とか被災者とか難破船で無人島に流れ着いてしまった人たちが最初に行う共同体立ち上げ儀礼では、そうやって自分が持っている大切なものを共有するという作法がほんとに大事だと思うんです。

今でもビールがそうでしょう。ビールは瓶を抱えてひとりで飲んではいけないという大事なきまりがある。自分が飲みたいなと思ったらまず隣の人のグラスに注ぐ。すると相手が「これはどうも気がつきませんで」なんて言いながら(笑)、瓶を受け取って注ぎ返す。あれは虚礼に見えるかもしれないけど、非常に古い人類学的な儀礼を今に伝えているものなんです。献盃と同じですね。つまり人に与えることを通じてしか、自分のところに帰ってこない。タバコとビール、お酒では、贈与という儀礼の一番古代的なかたちを今なお残している。

岩田　缶ビールをクーッと飲むのはだめなんですね(笑)。

内田　僕のうちでは缶ビールは禁止(笑)。「このビールは俺のビール!」みたいな感じで、口をつけてごくごく飲んでしまえば、もうそのビールは他の人と共有できませんからね。ビールは必ずコップに入れて飲みなさい。そして頃合を見て、周りの人のコップに注ぎ足してあげなさい、と。今の若い人たちって、ビールもコーラと同じような感覚で、ひとりで飲んでしまう。なぜビールだけは缶に口をつけてひとりで飲んではいけないのかと不思議がるんです。缶ビールの普及と献酒の習慣の衰退、そして禁煙というのはほぼシンクロしていますね。
煙とか液体とか個人に小分けできないものを分かち合う儀礼は、資源の共有の作法の訓練だと僕は思っているんです。自分が欲しいと思ったら、まず他者に贈る。そして、相手にお返しをしてもらう。「自分が欲しいものは相手にまず贈り、返礼というかたちで手に入れなければならない」というのは、太古的な起源を持つ儀礼だと思います。たぶん数万年前ぐらいに、人類の黎明期から存在するもののはずです。言葉はもちろん、食文化も、宗教も、生活習慣もまったく違う二つの集団が出会った時、どちらかがまず何かを差し出す。その場合に差し出すのは「分割できないもの」でなければならない。飲み物や煙が選ばれたのは、だからその分割不能性ゆえなんです。そういう太古的な共同体儀礼の残骸が、今でも残っているということが僕には奇跡的に思えるんです。禁煙運動と缶ビールは、それを破壊しようとしている（笑）。

岩田　『風立ちぬ』でも、友人同士でタバコをやり取りするシーンがある。

内田　本庄君がさかんに「二郎、タバコ持ってるか?」って聞く。これは「われわれは共同体を形成している」という親愛のメッセージなんですよ。「タバコ持ってる?」って聞かれるのは「オレたち友だちだよね?」というシグナルなんです。

あえて訊かない

岩田　僕は本やブログで「被災者にタバコを持っていってはいけないとか、そういう無体《むたい》なことを言うなよ」と言って、それと健康被害とはまったく別の話だということを訴えていたんです。そうしたら「じゃあイワタ先生、あなたはタバコを吸う人なんですか、吸わない人なんですか」って踏み絵にかけてくるんですね（笑）。つまり、言説の中身そのものではなく、お前はこっちの世界の人間なのか、それともあっちの世界の人間なのかという基準で判定しようとするわけです。でもこれは、自分の世界観と合わない人に対して、とくに患者に対して、あなたはうちの世界から外れている人だ、**not belong here** と言うのとまったく同じですから。医者として、絶対にやってはいけないことだと思います。診察室にやってくるすべての人の世界観を受け入れたうえで、診察するのが医療のあるべき姿です。たとえそれが「私」の世界観からいかに離れていたとしても。この人は私の世界に属する人だから診て、この人は私の世界から外れる人だから排除するという態度には、非常に違和感を覚えます。

僕は日常的にエイズ患者を診ますが、日本のエイズ患者のほとんどが男性の同性愛者です。同性愛者同士のセックスによってＨＩＶウイルスに感染するんですが、僕が同性愛者じゃないからエイズの患者さんを受け入れないということは決してない。ありえません。患者さんを診る時、自分のセクシャル・オリエンテーションは配慮の基準にはならないので。「じゃあお前はどうなんだ」と訊く態度そのものが、すでに医者らしくないんじゃないかと僕は思うんです。

内田　それ、フェミニストの踏み絵とちょっと似てますね。誰がそのことを言っているのか、発話者の性を必ず問うでしょう。本当に性差別をなくしたいと思っているなら、ひとこと言うたびに「そういうあなたは男なのか女なのか」を確定しようとするというのはおかしいと思うんですよ。性差別がいよいよ強化されるだけなんだから。学歴をめぐる言説もまったく同じです。「学歴で人を判断してはいけない」と言う人の言葉の意味は、その人の学歴で変わる。中卒の人が低学歴のせいで受けた傷と、東大出の人が高学歴のせいでスポイルされた傷は同質のものではありえないからです。「学歴で人を判断すべきではない」と誰かが言った場合、その人が何を言いたいのかを知るためには、学歴を問わないといけない。だから、「学歴で人を判断しない会」のミーティングでは、全員が胸に最終学歴を貼り付けているという笑い話になる。

学歴のもたらす悪影響を軽減する最良の方法は学歴を話題にしないことなんです。性に関してもそうです。性差別のもたらす悪影響を軽減するには、相手が男か女かなんてこと気にしないで、その人が公正であるか判断力が優れているかとか、人間的資質そのものを論じればいい。もちろん性差が前景化する場面は日常的にあるわけですけれど、そういう場面とそれ以外の場面はすっきり切り分けた方がいいと思うんです。あなたは喫煙者か非喫煙者かということは「それだけ」の話であって、そのことはそれ以外の当人の人間的価値とも、その人の振る舞いの意味とも何の関係もない。

岩田　僕自身は普段タバコを吸わなくて、海外旅行で一、二年に一回葉巻を一本吸うとか、そういう快楽的なことをしていて。だから僕は、たぶん三百五十歳ぐらいで肺がんで死ぬんじゃないかな（笑）。とにかく何事においても、踏み絵にかけるようなことはしたくないなと。僕の発言そのものではなく、僕のオリエンテーションによって判断するというのは完全に差別主義なんですよね。それは、肌の色でその人の意見を判断するのと同じです。

内田　性別や国籍や宗教や人種で判断するのとまったく同じです。

岩田　誰が言っているかではなく、言われている内容そのものを気にすればいいのに。先生は『修業論』（光文社新書、二〇一三）で、弓矢の名人が技を極めると、弓矢の存在そのものを忘れてしまうという逸話を書いておられましたが……。

内田　中島敦の『名人伝』ね。奥義を究めると、それが持つ意味さえも忘れてしまうということです。

岩田　ですから性別や国籍、宗教、人種について語ることすら忘れてしまったところで初めて、性別や国籍、宗教、人種についての問題を克服できるようになるのではないかと思うんです。あるいは採用の際に履歴書を読むのも忘れてしまうとか。僕自身、実は履歴書を読まないんです。今でも部下の卒業大学を覚えてなくて、出身高校に至っては名前を言われてもまったくわからない。それでよくバカにされるんです。僕は大学を卒業するまでずっと島根県にいたので、東京とか他県の学校についてはよく知らないんです。灘高が男子校だっていうことも、ほんの数年前に知ったぐらいです（笑）。灘高出身の友達に「うちの娘、灘に行かせるっていうのはどうかな」って聞いたら、「お前、灘は男子校だぞ」って（笑）。ものすごくバカにされた。

内田　灘が男子校だということを知らない人、初めて会いました。娘さんはぜひ神戸女学院に

（笑）。

数値化の罠

内田　どこの学校を出てるかなんて、一緒に何かするときには、まったく関係ないです。僕も門人には入門する時に入門誓約書に最終学歴を書いてもらうんですけど、ほとんど見ることはありません。その人の学歴や職業なんて武道の稽古と何の関係もないから。年齢も性別もほんとうは関係ないんです。なまじ知っていると、判断が曇ることがある。この人は四十歳にしてはけっこう動けるなとか、そういうのは「よけいなこと」なんです。そんなことに意味はないんです。年齢がいくつであろうと、できていることはできているし、できていないことはできていない。

岩田　医者同士の会話で一番聞かれるのが、まさにその二つなんですけど（笑）。僕らの会話では、出身大学と卒後年数を必ず訊かれるんですよ。たとえばこちらが卒後五年で、相手が十二年だったりすると、「俺のほうが医者として格が上だ」というような態度を取られたりする（笑）。これは武道でいうと「あなた何段？」って聞くようなものでしょうか？

内田　道場では、門人の入門年次と級段は開示されてます。これは知らないと困るから。掛かり稽古のときは段位が上の人、同一段位では昇段の早い人から、昇段同期同士では入門年次の先の人が上位者になる。その人から順番に技を行うというルールがある。

岩田　武道では、降段みたいなのはないんですか。

内田　降段というのは聞いたことないんですね。ありえないんじゃないかな。

岩田　なるほど。将棋とか囲碁もそうですか。

内田　そのつどの体調や動きで、段位が上下したらあまりにストレスフルですよ。道場行って名簿見たら、一段下がってたなんて（笑）。

岩田　ボクシングのランキングとは違うんですね。

内田　段位というのは、どれぐらいの期間稽古しているかをだいたい示す指標というだけのものなんです。四段だったらだいたい十五年くらい稽古しているんだなということがわかる。実を言うと、段位にはたいした意味がないんです。でも、修業の「励み」にはなる。年間の稽古出席日数を数えて公表するのと同じなんです。メリットもあるしデメリットもある。メリットの方が多そうだから、方便として採用しているんだと思います。

岩田　アメリカでも卒業大学を訊かれることはけっこうあるんですが、卒後年数というのはさすがに聞かれないですね。

内田　卒後年数に何の意味があるんですか。どれぐらいキャリアがあるかということを知りたいんですか。

岩田　一種の数値化のマジックで、数字にしないと評価できないと思い込んでいる人が多いんですよ。大学の医学部は特にそうです。人事構想でも履歴書を見ただけで「この人は大学の教員を二十年やっていたから、教えられますね」とか平気で言う。所属期間が能力を担保してくれるなんてありえないのですが。経験は価値ですが、単に経験年数が多いだけでは価値の担保になりません。甲子園球場で何十年観戦してても、プロの監督になれないのと同じです。あれは、単なる格付けのための手段だろうと思うんですけど。論文とかもインパクト・ファクターで数値化してますからね。文系でもインパクト・ファクター、使うんですか。

内田 社会科学ならある程度有効なんじゃないかな。でも、人文系ではまず言わないですね。人文系の人たちは平然と「僕みたいに十年に一冊出すのと、ウチダ君みたいに一年に五冊も六冊も出すのとでは、一冊の価値が二十倍違う」って平気で言いますから（笑）。

岩田 でも、その「十年かけて」っていうのも一種の数値化ですよね。

内田 そういえばそうですね（笑）。これは数値というものがいかに有害であるかを示すひとつの例です（笑）。数値を見るようになると、人間の器や資質を見る目が損なわれますね。

岩田 数値に頼ると、眼力みたいなものを確実に失っていきますよね。今は学生や研修医でも、評価のスコアリングみたいなものを一生懸命学会に提出するんです。客観性があるからと言って。でもあれは非常に危険です。

内田 評価のスコアリングとは？

岩田 診察能力が何点とか勤務態度が何点とか。そういう評価を集計したものです。ちょっと極論かもしれないけど、あれは『週刊少年ジャンプ』の弊害じゃないかと思うんです。僕が小学校の頃は「ジャンプ」の黄金時代で、何百万部も売れていた。そしておそらく、人間を数値化した最初の漫画が『キン肉マン』だった。つまり超人強度何万パワーとか言って、人間を数値化していったわけです。たとえばお前は五百万パワーだけどこっちは六百万パワーだから勝ち、みたいなことをやった。

内田　『ドラゴンボール』もそうでしたね。

岩田　『ドラゴンボール』はこれを真似したんだと思うんです。『ドラゴンボール』にはスカウターという片眼鏡のような装置が出てきて、それで見るとスクリーンに相手の戦闘能力が数値化して表示されます。僕らは第二次ベビーブーマーで受験戦争が非常に厳しかった。人を数値化して優劣をつけるのは、当時の子どもたちにすごくぴったり合って、みんながあれに飛びついたんです。その結果、すごく面白い漫画だった『キン肉マン』や『ドラゴンボール』が、だんだんつまらなくなってくるんです。最初のうちは技をかけ合うのを見て純粋に「こいつ強いな」とか「すごいな」とか思ってたんだけれども、そのうち「ああ、こいつは五千万なんだ」とか、数値で判断するようになった。そうやって能力が数値化されていくと、それがどんどんインフレ化していくんですよ。しまいには一億パワーなんていうのが出てくるんです（笑）。どんどんインフレ化していく敵を倒していくにつれて、「ジャンプ」そのもののインフレ化も起きた。物語のほうは、さらに強い敵（大きい数字）が出てきて、それを倒してということの繰り返しになってしまった。かつてのライバルは必然的に「ザコ」化します。

内田　物語としては破綻してゆきますね。『キン肉マン』って、どうやって終わるんですか。

岩田　まだ終わってないんです。いったん連載は終わるんですが（つまらなくなったので）、また復活しています。今は数字のことはあまり言わなくなって、また面白くなってるんですよ。

内田　人情ドラマになったのかな（笑）。

岩田　「ジャンプ」で人を数値化するという動きがあって、そういうものを読んで僕らは少年時代を過ごした。この数字で人を計るということが、その後のバブルの時代にぴったりフィットしていたのではないかと思うんですよ。

内田　数字を内面化してしまった。

岩田　大学では今もって、そういうことをやってるんです。漫画ではキャラを数値化すると、キャラ自体がすごく平べったくなってつまらなくなる。僕らの業界でも、この人はインパクト・ファクターをいくつ持ってる論文書きだとか、そういう数字だけで人の評価をしている人って人間を見る目がすごく低いんですよ。これは某大学の話で、あくまでフィクションですけど（笑）、インパクト・ファクターがどうとか卒後何年とか、どの病院に何年いて手術をどのぐらいやったとか、そういう数値しか見ない人というのはしばしば、一目見て「この人ちょっと無理でしょ。一緒に働きたくないな」とわかるような人を選んでしまう。数字だけを見ていると、人間を見る力がどんどん衰えていくんですよね。それで困った人が来て、病院をひっかきまわしていく。そういうことって、どこの業界でもあるでしょう。

岩田　鷲田先生は医者嫌いだとおっしゃっていましたが、内田先生はどうですか？

内田　僕は医者も歯医者も好きです。全然嫌いじゃないですよ。それと、三宅安道《やすみち》先生という治療家の方に定期的に診てもらってます。三宅先生は三軸修正法というメソッドを使ってらして、僕の膝を治してくれた恩人なんです。もう十年近く通ってますけど、全身を調整してもらって、こわばりや歪みを治してもらう。でも、基本はセルフモニタリングですね。自分の身体に「どう？」って訊く。

岩田　実のところ僕も長年、数値化のマジックにどっぷりつかっていた反省の時期がありました（笑）。身体に訊くという作業をあまりしてこなかったので、すごく鈍感なんですよ。自分の身体のことがいくらかわかるようになってきたのは、比較的最近のことです。ちょっとこのままではいけないなと思ったんです。たとえば走っている時に、どのぐらい水分を補給しなければいけないか、普通は自分の身体に訊かないとわかりませんよね。僕は研修医だった頃、そういうことも数字に頼っていたんです。消費カロリー数と体内塩分濃度から必要な水分を出す計算式があって。でもこれって全然当たらないんですよ（笑）。塩分や水分をどのぐらい補給すればいいか、それを身体に訊く訓練を積み重ねるにつれて、だんだんわかるようになっていくんですね。

内田　計算なんてしなくていいんです。買い物カゴを持ってスーパーに行くと、食べ物がこっちを呼んでくれるんですよ。たとえば今日は鶏肉を食べようと思って、鶏肉をカゴに入れてしばらく歩いていると、向こうからホッケが呼びかけてくる。「ああ、こっちだった」（笑）。そのとき身体が欲しがっているものを選ぶんです。ですから、毎日のメニューを全部自分で決めてご飯を作っていると長生きしますよ。女性と男性では、平均寿命が七、八年違いますよね。あれは、主婦のほうが長生きするからですよ。だって、自分が食べたい食材を買ってきて、自分が食べたい調理法で作っているんですから。あとの家族は自分の都合とは無関係に「お母さんが食べたいもの」を食べさせられているんですよ（笑）。だから、食事を作るのが面倒という人の気持ちが僕にはよくわからない。自分が食べたい食材を、食べたい分だけ、食べたいように調理して食べられるのって、実に気分がいいものですけれどね。「食材に呼ばれる」って、すごく大事だと思いますよ。だから、やはりその日の食材は毎日買いに行かなきゃいけないと思いますね。いろいろな食材が並んでいる売り場で身体のセンサーの感度を上げて、手が自然に動くものを選ぶ。

岩田　僕の場合、まだけっこう失敗してますけどね（笑）。

内田　僕は十二年間子どもを育ててきたんですけど、主婦をしていて毎日ご飯を作るのがほんとに楽しかったですね。学校の帰りにスーパーに寄るとき、気分が高揚しましたもの。今日、身体は何を欲しがっているか、自分の身体に訊くという訓練はそのときに集中的にしたんじゃないかな。

岩田　食べ物を見ることに関しては少しずつ上手になってるんですけど、うちの奥さんには「ちゃんと値段も見なさい」って言われる（笑）。

内田　値段ですか。そういうところに数値が入っちゃいけないな（笑）。格付けはいかんです（笑）。自分は何を食べたいかだけでいいんですよ。

岩田　患者さんに普段の食事のことを聞くと、多くのことがわかりますね。体調が悪いという患者さんはしばしば歪んだ食生活を送っています。そういう人はひとつのことにすごくこだわるんですよ。ワカメがいいといえばワカメばかり、レンコンがいいと聞けば今度はレンコンばかり。健康食というか、こだわった結果、偏る。当然、体調が崩れますよね。自分の身体に問いかけない人は、よけいに体調を損なう食事をしていたり、疲れていても休まなかったり。それで倒れちゃって、長く休養しなければならなくなる。僕もまだ普請中なのでえらそうなことは言えませんが、医者は自分の身体に問いかけて、自らの体調を吟味するのが苦手な傾向にあります。それで、働きすぎて倒れちゃったり、ストレスでメンタル的に仕事が続けられなくなったり。他の業界でもそういうことないですか。出版とか、ありそう（笑）。

内田　規則正しい生活をして、早寝早起きするのが一番生産的なんですよ。

岩田　そうですね。大事な仕事は朝の七時から十時ぐらいにするのがいい。

内田　一日のうちで最も集中できるのは僕もその時間帯ですね。午前中が一番仕事に集中できる。

岩田　朝集中すると、その時点でけっこうクタクタになってることも多くて。三時間ぐらい集中して仕事をすると、相当疲れますよね。

内田　朝稽古をやると早起きできるし体調も良くなるんだけど、お昼頃になるとものすごく眠くなる。それで一時間半ぐらい、ぐっすりお昼寝するんです。
岩田　朝稽古なんてうらやましいな。
内田　朝稽古はいいですよ。自分の全身を丹念に精密検査するから。体操して呼吸法しながら、全身を順番に頭のてっぺんから爪先まで点検してゆくんです。それだけで二十分くらいかけます。「なんとなく調子悪いな」というときも、ひとつひとつ点検してゆくと、どこが悪いのかだいたい特定できます。

何を医療の目標にするのか

岩田　日本人の寿命がこれだけ伸びた今、何をもって健康とするかが問題になりますね。今、平均寿命は男性がほぼ八十歳、女性が八十七歳ぐらいになっていますよね。人間は生物学的には百二十歳ぐらいまで生きられるらしいんですが、こうなってくるともう、長生きすることそのものが飽和状態みたいですね。
内田　長生きを目的にして生きるのって、おかしいと思いますよ。だって、生きていることそのものが健康に悪いんだから。
岩田　健康のためなら死んでもいいという、ブラックジョークもありますからね。戦後間もない頃の医学は、結核やチフスを治すとか、そういうシンプルなものだった。僕は毎年カンボジアに行くんですが、ここが今まさにそういう状態なんです。カンボジアでは交通事故やマラリア、結核で死ぬ人が非常に多くて、平均寿命も日本よりずっと短い。そこで今、結核やマラリアを予防し、交通事故を減らすためにさまざまな取り組みが行われています。これは目標として非常にシンプルでわかりやすいですよね。日本の場合、何を目標にしていいのかわからなくなってきている。たとえば、九十五歳のおじいさんが病気になったとします。この場合、どういう目標を立てて治すかというのは、けっこう悩ましいところですね。入院して治療をすると、ある程度回復します。しかし入院が長引くにつれてだんだん弱っていく。そしてご飯が食べられなくなってくると、入院させないほうがよかったのではないかということになる。そういうジレンマはあります。

不老不死の見果てぬ夢

内田　これから日本もそうなっていくと思うんだけど、アメリカでは今、階層分化がものすごい勢いで進んでいますね。たぶんこれから少数の超富裕層と圧倒的多数の貧困層に二極化してゆくと思う。超富裕層は個人資産は巨大なんだけど、消費活動は経済に影響を与えないくらい規模が小さいんです。だって、消費活動だって基本は身体ですからね。一日三食以上は食べられないし、一度に一着しか服は着られないし、一晩寝るのに要るベッドは一つだけ。消費活動に身体という限界がある。だから、超富裕層に資産が偏在すると、消費はどんどん不活発になるんです。でも、この人たちがお金を惜しまないものがある。それがアンチエイジング、不老不死の術です。死なないためなら、百億ドルの個人資産のうち、九十九億ドル使ってもかまわないと思っている。秦の始皇帝が徐福にすがったように、すべてを手に入れた人間に最後に残されたものは不老不死だけなんです。若い時に何十億ドルもの個人資産を手に入れて、自家用ジェットを買って、リゾートでゴルフやって、夜は毎晩パーティーしても、そういう記号的な快楽には三日もすれば飽きてしまう。そうなってくると、最後に残るのは不老不死だけなんですよ。加齢していく中で、若くなりたい、長生きしたいということばかり考えるようになる。もうお金で買いたいものは若さしかない。そのためにはいくら使っても惜しくない。だから、階層の二極化によって不老不死ビジネスが医療者にとって「おいしい仕事」になってきた。なにしろいくらでも金を出してくれるんですから。遠からず貧困層がさらに貧困化すると、彼らの医療費は税金でまかなうしかなくなる。そうなると、医療に自分の懐から金を出すのは富裕層だけになる。では、彼らが金を惜しまないのは何か、アンチエイジングです。だからこれから先、アメリカの優秀な医者たちはこぞって超富裕層のアンチエイジング治療に専念するようになると思いますよ。でもこれって、もう医療じゃないですよね。

岩田　まあ、それは今に始まったことではないんです。僕がアメリカにいた時、ディック・チェイニーという当時の副大統領が、心臓の発作を起こすたびにワシントンＤＣの病院に運ばれていたんです。そこにはチェイニー専用の部屋があって、チェイニー・チームみたいな人たちが一生懸命心臓を治す。チェイニーは退院するたびに、お礼ということで多額の寄付金をポンと置いていく。だからチェイニー様、どうぞいらっしゃいという感じになっていたそうです。アメリカの医療現場では昔からお金持ちが優遇されているんです。今はそれが顕在化しているんですね。もともとアメリカではお金持ちが高額の医療を受けて、たくさん寄付をする。たとえばハーバードは巨大な寄付金で成り立ってる大学で、ハーバード・メディカルスクールというのは、非常に潤沢な資金を持っているんですよ。アメリカの場合、寄付金控除があるので自分の懐が痛むことはない。だから寄付をすることによって、自分の利益を維持しつつ寄付する、という構造が成り立っているんです。

でも日本の医療がアメリカのようになるかというと、さすがにそこまで行かないだろうなと僕は思っています。今後TPPがどういうかたちになっても、日本の医療のかたちはそんなに大きく変わらないだろうと思うんです。前にちょっと調べたことがあるんですけど、世界を見回しても、アメリカのように格差の大きい医療システムを持っている国はほとんどないんですよ。ヨーロッパやアジア、南米では、大なり小なり公的医療というものが提供されていて、誰もがわずかな負担でそれを受けることができる。基本的にはそういうふうに公的医療が保障されている国がほとんどで、アメリカは非常にエクセプショナルなんです。おそらくTPPを批准した国で、アメリカの医療を導入したいと考えている国はゼロだと思うんです。とりわけ医療セクターに関しては、アメリカ型のシステムを受け入れるところはないでしょう。それと、日本の金持ちはアメリカの金持ちほどのパワーを持ってない。ビル・ゲイツとかスティーブ・ジョブズみたいなタイプの金持ちって、日本にはあまりいないですよね。

アメリカは今まで、貿易摩擦において日本に何度も圧力をかけてきているけれども、あまりうまくいっていない。外車の関税はなくなっているのに、外を見るとBMWやベンツは走っているけれども、GMやフォードは全然走っていない。だから関税ゼロの衝撃はまったくないわけです。日本ではどう頑張っても、アメリカ車と韓国車だけは売れないんですよ。

内田　ヒュンダイも見かけないですね。

岩田　日本では全然売れないから、マーケットとして成り立たない。コンピュータもそうです。コンピュータでうまくいってるのはアップルだけで、ヒューレット・パッカードのコンピュータなんて日本では全然売れません。いくら圧力をかけられても、僕らはアメリカ型のパッケージを買いたいとは思わないんです。医療もまたしかり。アメリカの医療保険だと、アフラックが売れてるんですよ。でもアフラックのチャールズ・レイク会長というのは日本人とのハーフで、日本語ペラペラで日本の文化に非常に造詣が深い。そういう人がやるんだったら、日本人にも受け入れられるんですけどね。

アメリカ人は一般的に、他者の文化を推し量って動くというよりも、むしろ自分の文化をそのまま押し付けようとする。日本人はそういうものに対して、抵抗を示すことが多い。だからアメリカ型の医療パッケージを日本に持ってきても、うまくいかないと思います。現にアメリカに住んでる日本人で、アメリカ型の医療がいいと言っている人はほとんどいないです。彼らの多くは口を揃えて、やはり日本の医療のほうがいいと言います。これはアメリカに限らず、世界のどこの国に行っても、そこに住む日本人は日本の医療が一番だと言いますね。まあ、超お金持ちは別ですけど。いずれにせよ、アメリカの医療は非常に危機的な状況に直面している。そもそもアメリカは、経済状況に応じて医療の施策を変更していくという不可思議なシステムをとっているので、不景気になると医療の質がどんどん落ちていく。たとえば、企業の業績が悪くなると、そこの従業員は医療保険に入れなくなってしまう。オバマ・ケアはこれに対抗しているんだけど、未だに反対意見は多い。日本はそれとは逆で、医療に景気は関係ないんです。景気がよくなれば医者が儲かるわけではないし、不景気になってもさしたる変化はない。そのへんが根本的に違うんですね。

システムの失敗

内田　鷲田先生との対談でも、日本の医療は世界最高水準だとおっしゃってましたね。

岩田　そういうところもあります。

内田　以前『医療崩壊』（朝日新聞社、二〇〇六）を書かれた小松秀樹さんとお話ししたことがあるんですが、彼も日本の医療は世界最高水準にあると言っていました。ただ、これはフロントラインの医師と医療従事者たちが心身を削って頑張っているからであって、システムそのものはひどいことになっている、と。

岩田　たしかにシステムはひどいですね。
内田　だけど働く人たちのモラルが高いから保っている。みんな死ぬほど働いてるって。
岩田　ええ、その通りです。もちろん全員ではないですけど、死ぬほど働いている医者はいます。
内田　それだけ頑張っているというのに、メディアの医療に対する評価は攻撃的ですよね。
岩田　攻撃したほうが、そのメディアが売れるからじゃないでしょうか。メディアって、どの業界に対しても、あまり好意的な態度を示さない。褒めるよりは、叩くほうが喜ばれるからです。それと日本のメディアは、外国と日本とをきちんと比較するということをしないんですよね。日本の医療も諸外国と比べてどうか、という検討をしないで悪いと断罪されるところがあります。比較せずに、恣意的な言説を振り回しているんですね。それから例外事項をあげつらって大騒ぎする。よく言うんですけど、犬が人を嚙んでもニュースにならないけど、人が犬を嚙んだらニュースになりますよね（笑）。人が犬を嚙むような事態が起こった時、日本の医療は何をやってるんだと大騒ぎするわけです。つまり例外的に、悪徳な医者が不埒《ふらち》なことをした、ということを大々的にニュースにする。
内田　ニュースになるということ自体、例外的な事例だということですね。
岩田　ええ。医者の不埒な行為が毎日のように繰り返されていたら、それはニュースになりません。たとえば日本だと、殺人事件が起きたら大変なニュースになるじゃないですか。でもアメリカでは殺人事件が日常茶飯事なので、ニュースにならない。十何人殺したとか、極端な事件じゃないとニュースにならないんです。だから、日本の医療における不祥事がいちいちメディアの槍玉に上がるということは、逆説的に言えば日本の医療が通常ではうまく行っているということだと思うんです。うまく行っているからこそ、うまく行ってない部分を大々的に叩く。

内田　日本の病院は待ち時間に比べて診療時間が極端に短いと言われますけど。

岩田　それはなぜかというと、大勢の患者さんが大きな病院に押し寄せるからです。日本はフリーアクセスで、ちょっとした病気でも大きな病院に行くことができる。他の国だと、おいそれと病院に行けないんですよ。たとえばアメリカで「ちょっと風邪を引いたので、診てもらえますか」と聞いたら、「二週間後だったらいいですよ」って言われますから（笑）。

内田　その頃には治ってますね（笑）。

岩田　でも本当に、そんな感じなんです。日本だと、どうぞ来てくださいと言うでしょう。そういう人が百人押し寄せれば、当然待ち時間は長くなりますよね。僕は、これはシステムの失敗（system failure）だと思うんです。患者さんみずから、長い時間待ってでも診察を受けることを望んでるんですよね。待ち時間を短くするのは簡単で、みんなが極力病院に行かなければいいんです。だいたい、ちょっとした病気で大きな病院に行く患者さんは、「私はこの人たちのせいで待たされている」という発想しかない。自分もまたその行列を構成する一員であるとは全然思っていないんですよ。

内田　そうそう。わざわざ休日にディズニーランドに行って、「なんでこんなに人が多いんだ！」

と怒るのと同じですね（笑）。

小松さんは、開業医の怠慢を怒ってましたね。ちょっとややこしい症状の患者が来ると、自分で診断しないで大学の専門医に丸投げしてしまう。だから、専門医ばかり忙しくなる。もうちょっと仕事を分担できないのか、と。

岩田　小松先生は、日本医師会に対して相当不満を持っていらっしゃるから。日本医師会というのは本質的に開業医主導の団体なんです。勤務医もいますし、ぼくも医師会員ですけど、実質的には開業医への利益誘導が活動の中心になっていると僕は思います。僕は小松先生がおっしゃるほど開業医がひどいとは思わないんですけど、実際にそういう側面はありますね。小松先生は、過酷な労働条件と過大な責任、患者からのクレームによって労働意欲を失い、医師や看護師が医療機関を離れていくことを「立ち去り型サボタージュ」と言っています。つまり大きな病院から逃げ出して、みんな開業医になってしまう。

地域医療と高度医療の棲み分け

内田　僕は今、昭和大学の理事をやっているんですけど、地域医療との棲み分けがわりとうまくいっている。急性期の医療は大学病院でやる、慢性期の治療に関しては地元の開業医を紹介する。急性期治療が終わって、あとは定期的な検診と投薬だけで十分な患者は開業医に任せる。その任務分担をかなり意識的に制度設計してますね。

岩田　その棲み分けはけっこう難しいんですよね。僕のところでも患者さんを逆紹介してるんですけど、「先生、そんなこと言わないで大学病院でしばらく診てください」って言われてしまう（笑）。日本は情の国なので、断りきれなくて結局引き続き診ることになってしまうんです。これがアメリカだと「それはだめです。さようなら」と言ってガチャンと電話を切っておしまい。まあ、そこで断れないのが日本の良さでもあると思うんですけど。

内田　でもやはり、地域の開業医と急性期や難病を扱う大学病院でそれぞれの守備範囲を分けた方が効率的だと思いますけどね。

岩田　もちろんです。日本という国は、本当に効率が悪いんですよ。幼稚園児のサッカーみたいなもので、ボールが飛んでいくと、十一人がみんなバーッとそこに集まって行く。それを繰り返しているうちに疲れ切ってしまう。日本人は真面目であるがゆえに、そういうところがあるんです。本当は左サイドの人は自分のポジションを動かずに、こっちにボールが来るのを待っていればいいんですけど、ついついボールが飛んでいくほうに走って行くから、しまいには疲れ果ててしまう。

内田　なぜだかわからないけど、日本人って本当にそうですね。自分のポジションで黙って待っているということが嫌いなのかな。

腑に落ちるには時間がかかる

岩田　自分を疲れさせることが目的化しているというか。「こんなにへとへとになるまで頑張っている自分が好き」、みたいです。病院の仕事も、要領よくやればけっこう早く終わるんですよ。でもそこで、俺の仕事は終わったからとさっさと帰るのはダメな医者で、夜中まで病院に残って、無駄話しながらダラダラやるのが正しい医者だという認識を持っている人がけっこう多いんですよ。日本で女性のドクターが活躍しにくいのは、そういう認識が根強いからだと思うんです。

内田　なるほどね。

岩田　日本は世界的に見て、女性医師の活躍が少ない国のひとつなんです。女性医師の数もOECD加盟国でダントツに少ないですし、管理職はさらに少ない。

内田　なぜなんです？

岩田　やはり医療現場では、時間感覚が皆無に等しいからですね。遅くまで病院に残っていることがいいことだという価値観が強いから、早く帰ることにどうしても後ろめたさがつきまとう。たとえば子どもを保育園に迎えに行くために帰ってしまうと、「あいつは女だから」とか陰口を言って侵害するわけです。早く帰るほうが優秀な医者だというふうには考えられないんですよ。僕はそうあるべきだと思うんですけどね。

内田　僕もそう思う（笑）。

岩田　そんなに遅くまで残らないと仕事が終わらないというのは、優秀じゃない証拠だと思うんです。

内田　昔会社をやってた時、わかったんですけど、「残業する奴は仕事ができない」って（笑）。だって残業してる人って、あきらかに時間内は仕事の手を抜いているんですよ。残業すると残業手当が付いて夕食代も出るから。午後になると作業能率を下げて、残業に回すんです。みんなが帰った後の静かなオフィスの方が能率が上がるということもあるんでしょうけれど、その言い分を本人が信じてしまうと、「そばに同僚がいるときには仕事ができない」というルールが内面化してしまう。でも、本人は労働時間の作業能率を自分で下げていることには気がついてないんです。僕は何があっても定時にはさっと帰ります。定時までに終わらなかったということは、「一日では終わらせられないほどの量の仕事」だったということで、そういう仕事は例外的には受け入れるしかないけれど、毎日やってたら身体壊しますよ。

岩田　オランダがそうですね。オランダ人は本当によく働くんですけど、みなさん、五時には必ず帰る。雇用確保のために個々の給料は若干低いけれども共働き奨励なので、二人で一家分の収入になる。だから夫婦で働くというのが普通です。オランダ人はよく、日本人は働かないでダラダラしてると言ってましたね（笑）。

たまには夜遅くまで残ってる人がいてもいいと思うんですけど、それをみんなに強制するというのはおかしい。同調圧力が強すぎて、同じように生きることを求める。本当は、いろんな人がいるほうが楽しいんですけどね。

内田　本当にたいせつな仕事というのは時間のかかるものだと思うんです。継続できなければ達成できない。そのためには、気が狂ったみたいに短期集中してやるというスタイルじゃ無理なんです。学問でも、武道の稽古でも、学ぶには時間がかかるんですよ。短期集中で大量に入力しても、受け入れるキャパシティには限度がある。入力したものが消化されて、血となり肉となって、臓器に溶け込んで、生身に馴染んできて、それでやっと使い物になるんです。本当にたいせつな技術や知識は取り込むのにも、使えるようになるにも、それなりの時間がかかるんです。ゆっくり、ペースを変えずにこつこつ入力し出力してゆく、それが一番効率がいい。

岩田 そうですね。何かの技術や物事の体系を理解できるようになったなと思えるまでには、すごく時間がかかるんですよね。僕はなかなか納得できないほうなので、だいたい人よりも六周回遅れぐらいで腑に落ちるということが多いんですけど。やっとわかったという瞬間がきた時にはだいぶ時間が経っていて。僕は大学時代からずっと細々とフランス語を勉強してるんですけど、これもまた三歩進んで四歩下がるみたいな感じなんです（笑）。

内田 僕も何でも身につくのは遅いです。遅いけれども、一度血肉化したものについては自信がある。

名医の理想

岩田 医者好きの内田先生にとって、いい医者とはどういう医者ですか？

内田 僕の描く名医の理想形って、コナン・ドイルがシャーロック・ホームズのモデルにしたジヨセフ・ベル先生なんです。エディンバラ大学の医学部の教授で、コナン・ドイルはこの先生の下で勉強したんです。シャーロック・ホームズ・シリーズの最初の作品『緋色の研究』で、シャーロック・ホームズがワトソンを一目見ただけで、彼がアフガニスタンに行っていた軍医であることを言い当てますよね。実際にジョセフ・ベル先生は医学生たちを後ろに従えて患者を診ている時、その患者の出身地、職業、既往症から今患っている病気までぴたりぴたりと言い当てたそうです。このベル先生をモデルにシャーロック・ホームズを造形した。だから、話は逆になりますけれど、シャーロック・ホームズこそ名医の理想だと思うんです。周りの人が見落とすような、わずかな兆候から、そこで何が起きたのかを言い当てる。

ワトソンがホームズに「どうして軍医だとわかったのか」と訊くと、ホームズは日焼けがどうだとか、銃創がどうだとか理由を言うんですけれど、ベル先生は医学生に「どうして出身地までわかるんですか?」と訊かれても答えられなかったんじゃないかと思うんです。「だって、わかっちゃうんだもん」って。それは三宅先生も、三宅先生の師匠である池上六朗先生もそうなんです。患者を診ると「あ、ここが悪い」ってわかるし、どうすれば治るかもわかるけれど、どうして治療法までわかるのか、自分ではうまく説明できない。たぶんあまりに多くの入力を一瞬で演算処理しているので、自分が何を診たのかを網羅的には列挙できないんだと思うんです。患者が診察室に入ってきて座るまでの間に、歩き方や服装から、表情や体臭やしゃべり方から、総合的に状態を判断している。

鷲田先生のかかりつけの先生が、医者嫌いの鷲田先生が自分のところにやってきたということ自体が症状だと判断したのと同じですね。医師には、本来そういう総合的な判断が求められていると思うんです。医者の診断というのは探偵の推理に近いと思うんです。診断を下すということは推理するということなんですから。

見た瞬間にわかる

岩田　ゲシュタルト的に、パッと診た時にその人の病気がわかることがたまにあるんですよ。でも、なぜわかったのかということをパーツに分けて説明することはできない。それは個々の要素がどうということではなくて、あくまでその人の全体が醸し出しているものだから。だから鬱病の人でも、入ってきただけですぐにわかる。

内田　鬱のクオリアってあるんですよね。

岩田　ええ。それからホルモン異常ですね。たとえば甲状腺が悪い人も見てすぐにわかることがあります。教科書には、甲状腺が悪くなったら眉毛の外側からだんだん毛が抜けてくるとか、具体的な特徴がいろいろ書いてあるんですけど、そういう「部分」の積み重ねで全体がわかるわけではないんです。

内田　パッと見てわかる。

岩田　はい。たとえばゴッホの絵は、見たらすぐにゴッホの絵だとわかるでしょう。セザンヌの絵でもそうですよね。でも、なぜこれがセザンヌの絵だとわかるのかと訊かれても、説明できませんよね。もちろん、特徴的な部分をピックアップして説明することはできるかもしれないけど、そういうふうに部分を積み重ねさえすればセザンヌの絵だとわかるわけではない。おそらく、見た瞬間にわかる理由は、それとはまったく別のところにあると思うんです。シャーロック・ホームズは、たしかに面白いですよね。あのワトソンを軍医だと見抜いた時の説明にしても、「医者っぽくて軍人ぽいから軍医だろう」（**Here is a gentleman of a medical type, but with the air of a military man. Clearly, an army doctor.**）という推理。ちょっと相手を煙に巻いたような感じです。子供の頃に読んで、そんな説明でいいのかと思いましたけど（笑）。でも今になってみると、相手のことがわかるというのはそういうことなんだろうなと思います。それが生まれ持った資質なのか、それとも訓練で身につくものなのか、といえば、両方だと思います。

内田　独立研究者の森田真生《まさお》君が、「数のクオリア」がわかる人がいるということを教えてくれました。たとえば三×四という数式の場合、僕らは三四十二《さんしじゅうに》というように九九でやるんですが、数のクオリアがわかる人は「３×４」という数式を見るとそこに「12のクオリア」が見えるんだそうです。素数がわかる人もいますよね。何桁であっても素数であればすぐにわかる。そういう人は「素数のクオリア」が見えるんだそうです。アルファベットに色がついて見える共感覚者はアルチュール・ランボーだけじゃなくて、たくさんいるみたいですけれど、数字に色が付いて見える共感覚者もいるらしいです。便利ですよね、数式を一瞥しただけで答えがクオリアで出てくるんですから。これは数式の計算という経時的なプロセスを経由して答えが出るんじゃなくて、ほんとに一瞬で答えが出る。人間の蔵している能力は底知れないです。

岩田　僕はうまく理解していないかもしれませんが、数字のクオリアっていう言葉は腑に落ちますね。僕らがやっている仕事のほとんどは、数字の身体化みたいなものですから。

内田　数字が出てくるとぴかっと光るとか？

岩田　データを見ただけで、だいたい認識できますね。たとえば三八度五分の熱というのは、だいたいイメージできる。

内田　高血圧の基準だって、どんどん変わっているんでしょ。今は上が一四〇以上だと高血圧。そういう数値にもクオリアがあるんですか？

岩田　医者がそういう基準にとらわれてしまうと、せっかく身体化された数字を再び観念に戻してしまうことになる。そうなるとだんだん医者の出来が悪くなっていく。だから、数字がぱっと見た時にわかるという身体的なレベルに落とし込まないとダメなんです。数字を観念として捉えている限り、どうしてもガイドラインにこう書いてあるから、というようになってしまって、患者さんのことがだんだん見えなくなってきますから。そういう例は枚挙にいとまがありません。

痛みは脳で感じる

岩田　クオリアといえば、痛みにもクオリアがありますね。僕の外来でも、痛みを訴える患者がものすごく多いんですけど、究極的にはその痛みは自分でしか治せないんですよ。痛みは記憶ですから。

内田　痛みって、極めて主観的なものですからね。僕の経験で面白い話があるんですが、以前ね、信州の美味しいわさび漬けをもらった。ちょうど白ワインがあったので、わさび漬けをアテにして冷たい白ワインを飲んでたんです。映画見ながら半分ぐらいワインをあけて、わさび漬けのほうはワンパック全部食べちゃったんです。そしたら夜中に、いきなり胃が痛み出して。

岩田　胃痙攣ですか。

内田　そうです。あまりの痛さに飛び起きて、呻きながら廊下をダーッと走って台所で水を飲んだ。とにかく痛くて痛くて転げ回って、二時間くらい七転八倒したんです。朝方になってようやく胃の痛みが少し治まった。ところが今度は、顔がじんじん痛いんですよ。なんだろうと思って鏡を見たら、目のあたりがものすごく腫れあがっている。

岩田　顔？

内田　「水、水！」って言いながら台所に駆け込もうとした時に、途中でドアにガーンとぶつかったらしい（笑）。でもその時は顔の痛みは何でもなかった。人間って、二カ所同時には痛くならないんですね。その時は胃の痛みに全意識が行ってたから、顔のほうは全然痛くなかったんですね。

岩田　あとから来ますけどね（笑）。

内田　来ました（笑）。これは面白かったな。痛みというのは意味として編成されてるんだということが、身をもってわかりました。
岩田　痛みというのは本当に不思議なものです。しかも医者には、その痛みを測ることができない。血圧計はあるけど、痛み計というのはない。ですからもちろん、患者さんが言ってることは言葉として伝わってくるんですけど、それが具体的にどういうものなのかはよくわからない。痛みを表す語彙も、「シクシク痛い」とか「ズキズキ痛い」というように感覚的です。
内田　麻酔をすると、お腹を開いても本人は全然痛みを感じないというのは本当に不思議ですよね。身体は痛がっているはずなのに、頭が眠ってしまっていると痛みを感じない。痛みというのは、それに対して生物がどう適切な対処をとるべきかを問う「質問」なんですよね。だから、「答える」主体が眠っていると、質問しても意味がないから、痛まない。
岩田　痛みは、脳で感じるものなんですよ。
内田　“The History of Pain”という本があって、これがすごく面白かった。痛みというのは歴史的条件が変わると変わるという話なんです。火刑に処された殉教者は果たしてどれほどの痛みを感じていたのか。中世の騎士が十字軍として戦っていた時、傷を負ってどれほどの痛みを感じていたのか。こういうことはよくわからない。その人が置かれた文脈によって、主体にとっての適切な対応が変わるわけですから、痛みの質感も変わるはずなんです。たぶん宗教的な恍惚状態にあった場合、麻酔をしているときと同じで、あまり痛みを感じなかったのではないかと思うんです。フランス革命当時のナポレオン軍の将兵たちについても書いてあるんですけど、前線から怪我して戻ってくると、感染症を予防するために軍医たちはすぐに手足を切ってしまう。でも、ある将校は片足の切断手術を受けたあと、手術台から降りるとそのまま馬に乗って、また前線に戻った。その頃のナポレオン軍、すなわちフランスの市民義勇軍はヨーロッパ最強だったと言われているんですけれど、それは彼らには市民革命の理念を全ヨーロッパに伝えていくという、十字軍と同じようなある種の歴史的使命感があったからなんです。他の国の軍隊は傭兵が主体なんです。だから、一定の損耗率《そんもうりつ》に達するとあっさり降伏してしまう。でも、ナポレオン軍は宗教的恍惚感で戦っているから、恐怖心も痛覚も抑制されている。だから、連戦連勝する。戦争する場合に宗教的、イデオロギー的な熱狂が必須とされるのは、それがダイレクトに痛覚に影響するからだと思いますよ。

痛みをそらす

岩田　ちなみに、格闘の時とかは痛いんでしょうか。

内田　前に、K－1の武蔵さんと会って食事をした時に、「リアルファイトの時って、どのぐらい痛いんですか」って聞いてみたことがあるんですよ。そしたら「痛みを感じないようにする方法がある」という話を聞きました。「ちょっと前に起きたことだと思えばいい」と。

岩田　へえ！

内田　自分の中で時間意識を操作するんです。どこにダメージがあるかは記憶してるけれども、痛みそのものの切迫度は軽減できるんだそうです。武蔵さんがこの質問に即答したことから考えても、プロの格闘家にとって、痛みを抑制するために脳を操作するのは、打ったり蹴ったりするのと同じくらいリアルな技術的課題であるということですね。

岩田　痛みを軽減する方法を学ばないことには、辛くてやっていられない。

内田　そうだと思います。そういう物理的な痛みを日常的に経験する人たちは、必ず痛みの切迫度を軽減するために脳をあれこれいじっているはずです。その中でも、時間意識を「ずらす」というのが生物が生きるうえではかなり有効な適応戦略なんだと思いますね。怪我をしたのに「ダメージがない」と思い込んで手当てをしないと化膿したり、失血して危ないことになるけど、「たしかに怪我はしたが、少し前のことなので、それほど痛みはない」と思うとむしろ落ち着いて手当てができる。だから、生き延びるためには、痛みを「感じるけれど、感じない」という身体技術はたいへん重要だし、有効だということになる。

岩田　わかります。たとえば頭痛の人は、頭を切り落としたいというようなことを言う。そういう人は一様に表情がひきつって、そのことしか考えられなくなっています。だから、痛みから気をそらそうとして別の話をすると、いくらかよくなったりするんですね。そういう患者さんには、痛みの話をあまりしないほうがいい。

痛みに対する適応が上手な人とそうでない人とでは、かなり違いますよね。無痛分娩ってありますよね。海外だと無痛分娩は普通に行われていますが、日本では数パーセントぐらいしかない。日本では、分娩の時に痛みを感じないと子どもを愛せないという信念があるから、無痛分娩を非常に嫌うんです。

内田　お腹を痛めた子だからこそ愛せる、という信念ですか。

岩田　僕はそれは全然関係ないと思うんですね。帝王切開で生まれた子だって可愛いですから。帝王切開を麻酔なしでやれという人は、さすがにいないでしょう（笑）。昔のトレーニングも、痛みを伴わなければダメという信念がありましたよね。僕はサッカーをやってたんですけど、トレーニングは辛いほどいいというような風潮があった。

閾値を超える

内田　でも、あれにも若干の合理性はあるんですよ。痛みもある閾値《いきち》を超えると、身体の方が使い方を変えるようになるんです。そうでもしないと、人はなかなか身体の使い方を変えませんから。コントロールできる範囲内で負荷をかけていると、自分が知っている身体の使い方に居着くんですけれど、ある限界を超えると、それではもうどうにもならない。ワラをも摑むように、これまで使ったことのない身体部位を動員し、これまでやったことのないやり方を試みる。そのワラが、たまに当たることがあるんですね。ただ、そういうでたらめなトレーニングをしていると高い確率で身体を壊しますね。

きちんとワラを摑ませる方法はあるんです。身体運用を変えようと思ったら、ちょっとだけ条件を変えてみればいいんです。たとえばサッカーでも、みんな目隠しして鈴を鳴らしてやるとか、それだけでふだんは使っていない感覚や部位を使うようになる。別に、選手を追い詰めなくても、遊びの中でだってそういう身体運用のシフトは工夫できるんです。

岩田　たしかに身体の限界まで頑張ってみることには、少しは意味がありますね。医者も精神的に追い詰められると眠れなくなったり、食べられなくなったりするんだけど、そういうハードな状況を潜り抜けることによって得るものは非常に大きい。後になって、あの時あれだけ頑張れたんだから、これからどんな試練があっても大丈夫だと思えるようになる。つまりそういう経験を経ることによって、自分のスペックが上がるわけですね。でも日本の教育現場では、痛みを与えることが目的化している。そうやって教え子を追い込めば追い込むほど、よい結果が得られるという幻想にとらわれているような気がするんですよ。

内田　悲しいことに、潜在能力を開花させるための一番簡単な方法は、ぎりぎりまで追い込むことなんです。追い込まれると、「窮鼠《きゅうそ》、猫を嚙む」ということで、爆発的なしかたで潜在能力が開花することがある。「ネズミに猫を嚙ませる方法」って、実は他にもいろいろあるんですよ。ネズミをおだててもいいし、訓練してもいいし、妄想させてもいい。追い詰めるだけが能じゃない。でも、今の日本のスポーツや武道の指導者は潜在能力の開発については、ほんとに創意工夫がないですね。罵倒して、殴りつけて、精神的に追い込んで、窮鼠が猫を嚙むように仕向けるという支配的な方法にほとんどの指導者がしがみついている。

僕は日本の体育会的なシステムが大嫌いなんです。あれは明治に農民を徴兵して士族に対抗させるために陸軍が開発した速成システムが原型なんです。生まれてから一度も走ったこともない、整列したこともないような農民たちを、三月やそこらの短期訓練で戦場に送り出すために採用された方法なんです。だから、第一条件が「待ったなし」であり、第二条件が「いくらでも替えが利く」なんです。はじめから、ひとりひとりが蔵している個性的な潜在能力をじっくり時間をかけて開発するというような話じゃないんです。

だから、学校の部活とか、競技スポーツのような、「試合が迫っているので、じっくり育てている余裕がない」というエクスキューズが利く場ではその日本陸軍式トレーニングが無批判に適用されてしまう。「待ったなし」と「替えが利く」という言い訳さえあれば、何をしても許されると思っている。体罰とか「シゴキ」とかがあるのは、どれくらいの時間的余裕の中で身体能力を開発するつもりなのか、育てるべき子どもたちがどれくらいの数いるのか、というある意味で純粋に計量的な問題なんです。時間的余裕が十分にあって、かつ育てる相手が「ここにいるだけ」で、補充がないという条件なら、身体を壊すような指導法を採れるはずないですから。

武道の場合は生きるための知恵と力の涵養ですから、「いつまでに、どのレベルに達しなければいけない」という目標になるラインが存在しない。生きている限り、知恵と力は高め続けなければならない。いつまでに、生きる知恵と力をこのレベルにまで高めて、それが終わったら、知恵も力も失っていい、というような話になるはずがない。

岩田　僕も医者を教える立場ですが、人間の能力って本当に一元的には語れないものですね。医者には診断能力はもちろんのこと、コミュニケーション能力や手術能力、手術のタイミングを見極める能力など、さまざまな能力が要求される。手術の時の器用さだけでなく、どのタイミングで誰に手術してもらうかを判断する能力も大事なんです。ですからやはり、総合能力が求められるような気がします。もちろん人によって得手不得手というのはあると思うんですが、どこを伸ばしてどこを回避するかが重要ですね。すべてをパーフェクトにできる人というのはあまりいない。たいていはどこかが欠落している。僕は一生懸命、個々の研修医が持つ能力のすべてを伸ばそうとしてきたんですけれども、最近、それではダメなのではないかと思うようになってきました。その人が伸びる、ブレークするポイントというのは、人によって全然違いますよね。その人によって異なるポイントを探すことがすごく大事だなと、最近思うようになりました。

内田　人それぞれ、違いますからね。

岩田　だけどたいていは、自分の経験をそのままコピーして他者に押し付けようとしますよね。それでうまくいかないと「俺たちの若い頃はこうじゃなかった」（笑）。

内田　「俺たちの若い頃はそうじゃなかった」っていうのは、あらかた嘘ですよ。

岩田　過去はたいてい美化されてますしね。

ゆっくり伸びる

内田　僕は大学の教師と、武道の師範を三十年ぐらいやってきてますから、確信をもって言うことができますけど、それは「大器晩成」ということです。本当に桁外れの大きな能力というのは、開花するまでに非常に時間がかかるんです。ほんとに時間がかかる。

岩田　そういう人ほど楽しみですよね。

内田　スケールの大きな才能は速成プログラムになじまないんですよ。シンプルな指標で格付けした時、下のほうにいる子の方が楽しみですね。どうしてこんなに下手なんだろうっていうぐらいに下手な子には、やっぱりそれなりの事情があるんですよ。才能の開花を阻んでいるのは、ほとんどの場合、自分で自分に課している心理的な制約なんですよね。「こんなこと自分にできるはずがない」という自己規定のせいで、潜在能力が発揮されない。自分の心身のことは自分が一番よく知っているという我執が身体能力の発現を妨害している。だから、何かのはずみで脳による制御がはずれると、いきなり噴き出してくるんですよ、長期にわたって抑圧されていた身体能力が。

岩田　ついぞ才能が花開かなかった、という人はいないんですか。

内田　続けさえすれば、なんらかのかたちで才能は開花しますね。やめない子たちの最大のモチベーションは、「面白いから」なんです。下手だけど、楽しいから続けるという子は必ずうまくなる。逆に、すごく才能がある子は案外すぐにやめてしまったりする。これはどの分野でもそうですね。「なんでやめちゃうの？」って訊くと、「簡単にできるし、つまんないから」っていう答えが返ってくる。これだけの才能があるのにもったいないと嘆息しますけれど、「やりたくない」というものに無理強いはできません。

岩田　でも、そこでできたことにしてしまったら、それ以上の進歩はないわけですよね。

内田　器用貧乏という言葉がありますけど、なまじの才能はかえって人間の成長を妨げますね。

岩田　これはうちの奥さんの受け売りなんですけど、人それぞれの欠点には「アバタもえくぼ」という側面があるから、あまり矯正しないほうがいい場合もある。たとえば人前で喋るのがあまり得意じゃないということだって、個性のひとつですよね。訥々《とつとつ》と話すドクターだからこそ、信頼する患者さんもいるわけだし。だから、その人の欠点をあげつらって矯正しようとするのはやめたほうがいいのではないか、と。子育てがまさにそうですよね。子どもは欠点だらけなんですけど、いくら僕が「それを直さないと将来大人になった時に困るから」って言っても、全然効き目がない（笑）。

内田　それは奥さんのほうが正しい（笑）。人の長所と短所って、本当に表裏一体なんですよ。短所を無理やり矯正したら、長所まで損なわれてしまう。

岩田　そうなんですよね。

アク抜きも必要

内田　不思議なもので、「君にはたしかにこういう短所があるけど、それは長所と表裏一体の関係であるから直さなくていいよ」って言うと、その短所のもたらす害がけっこう緩和されるんです。本人は自分の悪いところを熟知していて、それを憎んでさえいる。だから、自分の長所と短所がセットになっているということにはなかなか気づかないんです。はたから見れば、それは一目瞭然なんですけどね。だから、たとえば「僕は君の底意地の悪いところが好きだよ」って言ってあげると、面くらいながらも、案外ほっとするらしい（笑）。底意地の悪い人って、ある種の求道精神とか完全主義と一対になっていることがけっこうあるんです。周りの人間に「稽古が足りない」とか「技、ぜんぜん効いてないよ」とか意地悪なことを言う人って、たしかに意地悪なんだけど、求めているものが高いからでもあるんです。だから、ただ「意地の悪いことを言うのはやめなさい」と言っても仕方がない。だから、「いやあ、君のその底意地の悪さは捨てがたい持ち味だね」って言うと、短所の毒が薄まるんですよ。アク抜きみたいなものですね。本人だって心のどこかで「自分が意地の悪い人間だ」ということは知っているんです。でも、それを認めたくない。「自分は別に意地悪なんかしてない、ただ教化的なアドバイスをしているだけだ」と自分に言い聞かせている。だから、ますます抑制が利かなくなる。意地の悪いのもひとつの個性として認めて上げると、制御可能になる。そういうものですよね。

岩田　アク抜きというのは大事ですよね。僕の部下に締め切りを全然守らない人間がいるんですが、これはもうネタにするしかないなと思って。たとえばカンファレンスでも「あの人が締め切りを守らないのは想定内だし」とか、話題にしてしまう（笑）。そういう人は患者を診る能力とか、別のところでパフォーマンスが高い。別のところで突出した才能を発揮しているからこそ、締め切りを守らないという欠点がそれほど気にならない。そこで徹底的に締め切りを守りなさいと言ってしまうと、高いパフォーマンスを発揮しているほうの効率が明らかに落ちてくるんですよ。

内田　おそらく、本人の中でそういうネットができてるんですね。自分の短所は長所によって補塡されていると考えて、どこかで短所を肯定的に捉えている。

うちの奥さんはあまり家を片付けないんですが、単に面倒くさいとかそういうことではない。これは何かの代償行為なのではないかと思うんです。これを無理やりきれいにさせたら、この人の何かが壊れるんじゃないかと。

岩田　それ、わかるような気がします。

内田　他のところでは過剰なまでに精緻にやっているので、代償行為として心身のバランスを取ってるんでしょうね。本人の中ではちゃんと文脈があるんです。つまり資質とか性向ではなくて意味、記号操作なんですね。どこかで過剰に秩序立ててふるまっていることの代償として、どこかでそれを打ち消すようなことをしないとバランスが取れないと思っている。

岩田　タバコや酒というのも、そういう代償行為のためのツールなのではないかと思うんです。

芸術家にはタバコや酒を好む人が多いですよね。作品を制作する時にはすごく気持ちが張り詰めているから、そこからポーンと飛び出して現実逃避するためにそういうものの力を借りるのではないかと。

内田　そういうデカダンスに浸ることによって、あの人は素晴らしいものをつくっているんだと思わせたいという人もいますよ（笑）。あえて反社会的なことをやるのも、自分は超社会的なことを達成しているんだということを人にショーオフするためだったりするんですよね。

岩田　まさに村上春樹が軽蔑している文壇の雰囲気（笑）。それって高校生がトイレでタバコを吸うみたいなものですよね（笑）。

身体は分けられない

岩田　いきなり話をひねります（笑）。鷲田先生ともお話ししたことなんですが、内田先生は、臓器移植について何かご意見をお持ちですか。

内田　僕は、身体のパーツは取り替え可能である、という発想には全然なじめないんです。人間の身体って、ある種、総合的かつ効率的なシステムとして機能しているわけですから。

パンダには六本目の指がありますよね。あれは手首の骨（橈側種子骨《とうそくしゅしこつ》）が発達してできたもので、あれがあるからこそ細長い竹を器用に挟むことができる。つまり進化の過程である状況に直面して、手首の骨がビューッと伸びて指のようになった。僕は、生物の適応戦略ってそういうものなのではないかと思うんです。僕らは解剖学的に臓器Aはこういう機能、臓器Bはこういう機能を果たすと理解していますが、本当はそんなに截然《せつぜん》と分かれるものではないのではないか。たとえば僕らはハートといえば心臓だと思うわけですけど、実際に感情を司っているのは脳ですよね。心臓はあくまで循環器系の臓器であって、怒りや喜びなどといった感情とは直接的には関係ない。けれどもやはり、世界中のどこの社会集団でも、気持ちは心臓にあると言うわけですよ。これには一種の身体実感の支えがあると思うんです。

それから、僕らが子どもの頃は臓器や身体に関連した表現がたくさん使われていた。「肝胆《かんたん》相照らす」「臍《へそ》で茶を沸かす」「腹が太い」「腑に落ちる」「臍《ほぞ》を嚙む」「怒髪天を衝く」。身体語彙が実に豊富で、人間は全身を使ってものを考えたり感じたりしていた。僕たちは機能別に臓器を分類しているけれども、やはり人間の身体というのは基本的にチームプレーでやっているのではないか。ある臓器の機能が弱ってきたら、他の臓器がそれを代替してカバーする。すべての臓器が不即不離で、チームとして人間の身体をつくっている。今の医療技術では、野球チームのトレードみたいに悪い臓器を他のものに替えることが容易にできるのかもしれないけれど、それは何か違うんじゃないか。そんなことをするよりも、自分が持ってる他の臓器の機能を強化して、それでカバーできるようにしていったほうがいいのではないかと思うんです。人間が本来持っている可能性が、その時々の状況に応じて開花していく。人間にはそういう潜在的な資源があると思うんですよ。ところが臓器移植は、人間のそういう可能性を完全に否定している気がしてならない。

岩田　不都合が生じた臓器を他の部分で補うことは、よくあることですね。たとえば視力を失った人であれば、聴力や嗅覚が発達する。あるいは片腕の能力が落ちた人であれば、もう片方の腕の能力が発達する。実は医療の世界でも、そういうことは行われています。たとえば皮膚移植では、自分の健康な皮膚を移植することが多い。つまり欠損したところに、別のところから皮膚を持ってきて補うわけですね。あと心筋梗塞は、冠動脈という心臓の動脈が詰まって心臓に血液がいかなくなる病気なんですが、バイパス手術で内胸動脈や脚の静脈をそこに補って、血液がスムーズに流れるようにする。医療サイドでも、ある部分に他の部分を移植して、徐々に適応させるということをやってきたわけです。

身体の潜在能

内田　武道の場合、自分の五臓六腑、四肢の末端に至るまでに秘められた潜在的な可能性をどこまで引き出すかに主眼が置かれている。それを武道的な身体技法の訓練の過程で発見していくわけです。「ああ、僕の身体にこんな身体部位があったんだ」とか、「ここが思ってもみない動きをして、こういう働きをするんだ」とか、そういうことをひとつひとつ見つけていく。入門したての頃は誰もが、自分は身体の使い方を知っていると思い込んでいる。ところが訓練を始めてみると、新たに気づくことがすごくたくさんあるわけです。われわれがすでに知っている身体の使い方を強化するのではなく、今まで知らなかった身体の使い方をどんどん学習していく。武道というのは、「人間の身体ってこんなことができるんだ」ということを見つけていくプロセスなんですね。ですからこれは、パーツを部分的に替えたりするのとは発想がまったく違う。

岩田 武道の修業は、目的を設定してそこへ向かっていくプロセスではない、と『修業論』(前掲)にも書かれていました。

内田 それに武道では、ウェイト・トレーニングというものをしない。身体の他の部分を固定しておいて、ある筋肉だけに負荷をかけて、その筋肉を増やしていくということをしないんです。武道では重たい物を持ち上げる時、最も負担の少ない使い方を工夫する。つまり全部固定するのではなく、全部使うんです。重たい物を何の苦もなく持ち上げるためには、負荷を全身に散らしたほうがいい。武道を続けていると、身体のある部分が強化されるというよりも、むしろ身体を使う文法が変わってくるんですよね。身体のOSが変わるというか。主節だけでしか語れなかった人が、従属節や関係詞節など、複数の階層性を持った構文で語れるようになる。重心の移動とか体軸の回転とかいろんなことをやって、使えるものを全部使っていくと、「ここにある重い荷を持ち上げる」というような時に、無数の選択肢があることを発見するんです。要するに自分の臓器、すなわち身体のさまざまなパーツがどのような能力を隠しているのかはミステリーだというのが武道の立場なんです。だから取り替えるとか強化するとか、そういう発想は一切ないんです。取り替えるというのは、強化するということですよね。損傷した部品を取り替えるわけですから。そうではなくて、どこか部品の調子が悪くなってきたら、そこを他の部分でどうやってカバーできるかを考える。武道ではそういう考え方をするんですよ。

岩田　なるほど。僕は臓器移植に関してはわりと肯定的なんです。もちろん内田先生がおっしゃるように、身体はあくまで全体的に捉えることが大事で、ある部分が単独で人間を成り立たせているということはないと思っています。けれども腎臓がないとおしっこが出ないとか、そういった代替不能な局面があります。もっとも腎臓は二つありますから、片方がダメでももう片方が機能していれば問題ありません。片腎といって、片方しかない人がたまにいますが、人間の身体はそういう補い方を実際にしている。でも不幸にして両方ダメになってしまう場合もあります。そういう場合は、他者から提供された腎臓で補うしかない。そして、移植された他人の腎臓を自分に取り込む、ということはあると思うんです。

内田　どこかでね。

延長された身体

岩田　きわめてメタフォリックに言うならば、食べ物がそうですよね。他者を食べて自分に取り込んでいる。福岡伸一先生がよくおっしゃってますが、自分の身体を構成するタンパク質はどんどん入れ替わっていて、あるところには摂取した魚のタンパク質があったりする。たしかに臓器移植というのは、ある臓器を他の誰かのものと入れ替えることではありません。でも、これも食べることの延長線上にあると考えれば、移植された臓器を自己化するという側面も見えてくる。あるいは、義足がそうですよね。義足はつけているうちに、自分の肢のように感じられるようになって、爪先がある位置や蹴り出した時の距離感などがわかってくるらしいんですよ。たぶんこれは剣道の竹刀のようなもので、自分の身体にすでに取り込まれているんだと思うんです。

内田　盲人の杖がそうらしいですね。柔らかいとか硬いとか、熱いとか冷たいとか、そういうことが杖を介してわかるらしい。

岩田　他者を自己化するというニュアンスで考えれば、臓器移植というのもわりと肯定的に捉えられるのではないかと僕は思うんですけど。

内田　そういう文脈であれば理解できます。人間の身体というのはもっといろんな意味連関の中に取り込まれていて、どんどん拡大していくものなんですよね。帽子のつばや杖の先、義足の先まで、車に乗っていれば車の先端まで。だから車幅感覚がつかめるわけです。

岩田　僕、あれ苦手なんですよね（笑）。

内田　身体ってわりと、擬似的に拡大できるんです。それと同じような感じで、入ってくる臓器も自分のものとして取り込んでいき、スーッと巻き込んでいく。生物にはそういう、異物を巻き込んでいって自己に同化してしまう力が絶対にあると思うんです。そういう生物本来の能力に力点を置いた臓器移植であれば、いいと思うんですよ。

免疫の「自己」

岩田　生物学や医学の世界では長らく、免疫能力が自己と他者を分けるとされてきました。ごく簡略化すると、免疫細胞が自己と非自己を区別して、他者を排除すると理解されています。ですから臓器移植では、拒絶反応を抑えるために免疫抑制剤を使う。でも僕は、免疫とは違う分け方もあるのではないかと思っているんです。たとえば自己免疫疾患というのがあって、これにはリウマチなんかも含まれる。リウマチの場合、自分の免疫細胞が自分の関節を硬くするわけです。つまり自分が自分を攻撃することになる。免疫における自己と他者の区別に関しては、高名な免疫学者で先年亡くなられた多田富雄先生が、自己と他者という分け方だけで免疫を語ることに疑問を示しておられる。僕もつくづくその通りだと思います。移植された他人の臓器も、薬で拒絶反応を抑えながら自分に取り込んで、自分のものとして使っていく。あるいは心臓の移植を受けた場合、その心臓は素敵な人が目の前に現れたりしたらドキドキするわけです。こういう場合、これはもう他人の心臓とは言えないのではないかと思うんです。

さらに言うならば、家族だって自分の一部みたいなところがありますよね。医療の世界では、自己決定と家族の意思のどちらを優先させるかということがよく問題になります。けれども家族というのは自分の一部なんですから、あれは奥さんが言っていることで僕の意見とは違うとか、そういうふうにバチッと切れるものではないと思うんです。ですから自己と他者との間にある境界は非常に曖昧で連続性がある。質感としては、どことなくどよっとしている感じですかね。僕は、そういう観点から見たら臓器移植もありなのではないかと思うんです。

内田　なるほどね。

岩田　生物学者の池田清彦さんという方がいますよね。

内田　池田さんのことはよく知っています。

岩田　ご存知のように池田先生は構造主義科学論を提唱していて、多様性をできるだけ重んじるという価値観を持っておられる。これに関しては僕も同じ考えなんですが、彼は脳死を人の死と認めるのには大反対なんですよ。この点に関しては、池田さんと僕とでは意見が正反対で、僕は、脳死を人の死と認めてもいいのではないかと思っています。

内田　池田さんは、人間が人間の命をコントロールすることに危機感を抱いてらっしゃる。他人が人の生死の線引きをするのはおかしいのではないかという意見。

岩田　ええ。制度として管理することに違和感を持っておられます。それはその通りだと思うんです。でも、それとは逆に臓器をあげてもいいと思っている人に関しては、その権利を担保してあげてもいいんじゃないかと僕は思っています。ただああいう時って、医者は病気の治療のために他者をどんどん切り捨てていくから、当然医療に対する不信感みたいなものは生まれてくると思うんです。それで人の命がコントロールされてしまうわけだから。

内田　他人の臓器をもらってでも生きたいという欲望にも言及されていますよね。

岩田　欲望は誰にだってあるでしょう。

内田　それはさっきの、臓器移植は食べ物を摂取することの延長上にあるという話と同じで。お前はそこまでして生きたいのかと（笑）。つまりは程度問題なんですよ。実際には、半分死にかけている人の臓器を取り出して、それを売りさばくというようなことが横行している。人の生死にリジットな線が引かれるということには、僕も強い違和感を覚えます。ですからある意味、ケースバイケースということでいいんじゃないか。

脳死と植物人間

岩田　そうですね。僕自身、個人的には腎移植は受けてもいいかな、でも心臓移植までして生きたくはないな、という感情を自分の身体には持っています。でも、自分の子どもに先天性心疾患があって心移植が必要だったら、多分意見は変わるでしょう。自分の患者についてはまた別のロジック（たぶん患者自身の価値観）が優先されるでしょう。脳死については二元論的に語ることができない。あと一般的には、脳死と植物人間がけっこう混同されてるんですよ。脳死状態の方って、見たことありますか？

内田　いいえ。

岩田　僕らはＩＣＵとかで脳死の方を見る機会があるんですけど、脳死状態と植物人間状態とでは全然違うんです。植物人間状態というのは、要するに寝てる人です。ドラマでよく出てきますけど、ずっと寝ていて目が覚めない。それで周りの人が身体を拭いてあげて、栄養チューブで栄養を入れて、排泄させる。脳死は、それとは全然違うんです。

さっき内田先生がおっしゃったように、脳と身体というのは分断しているわけではない。脳幹というのは、身体のすべての動きをコントロールしている。これが機能しなくなるとおしっこが出なくなり、身体も動かせなくなって、心臓が動かなくなる。要するにすべてダメになるんです。ですから脳死の人って、本当に、まあ奇妙な言い方ではありますが、あえて乱暴にわかりやすく言うと、死にかけの人みたいなんですよ。身体がむくんでしまってあちこちに出血斑がある。薬で無理矢理心臓を動かして、人工呼吸器で無理矢理肺を動かして、尿道カテーテルを生殖器に突っ込んで無理矢理おしっこを出している。つまり、（うまくゲシュタルトを言葉化できないので、こういう表現になりますが）死体寸前の人体に鞭打って無理矢理生かしているのが脳死状態なわけです。だけど一般の人はたいてい、脳死の人は脳だけ死んでて、他のところは元気だと思っていますよね。ゲシュタルト的には植物状態と脳死状態はほとんど同じに感じている人が多い。だから、そんな人の臓器を取り出すなんてひどいじゃないかという話になる。

内田　ほとんどの人がそう思ってるんじゃないかな。

岩田　よく、脳死状態になったらなるべく早く臓器を取り出さなければならないと言われますよね。あれは脳死状態が続くとどんどん臓器がダメになってくるからなんです。時間との戦いです。心臓や肝臓がいつまでもフレッシュな状態を保っているのであれば、あそこまで慌てて取り出す必要はまったくないわけです。ですから、脳死のすぐ先にあるのは心臓死なんです。脳が死んで、その次に心臓が止まる。脳死と心臓死との間にあるタイムラグは、ほんのわずかです。

進行がんにおいて数週間の延命の価値はどのくらいあるか。もちろん「ある」という意見もあるでしょう。「ない」という意見もあるでしょう。であるならば、「脳死状態」になってから「心臓死状態」になるまでの短期間を、「意味がある」と捉える方は「脳死」「臓器提供」を拒否すればよいと思います。僕個人はそのような期間の意味を小さいと考えているので、自分が脳死状態になったら提供できる臓器はすべて提供するよう自動車免許証に記載してます。これも、「どっちが正しい」という話ではないのですが。

たとえば、村のお医者さんが脈を診て「ご臨終です」と言ったので葬式を出したら、棺桶から起き上がってきたとか（笑）。そういう逸話は枚挙にいとまがありません。では脈を取って、瞳孔散大を見れば死んだと言えるのか。古典的な死亡確認はあてにならないし、テレビドラマでよくあるように心電図のモニターがフラットになっても、低体温の人であれば起き出してくることがある。ですから、そういう「例外事項を完全に排除できる確認方法」というのは存在しないんです。でも、死の判定において例外のエピソードを使っての過度の一般化は好ましくありません。一般論と例外事例とは、あくまで分けて考えなければいけない（もちろん、例外事例を無視してよい、という意味でもありません）。僕としては、人間の死イコール心臓死という意見も当然尊重したいんです。人間の死の基準というのは、結局のところ恣意的なものに過ぎない。人間は生きていて、ある日突然ポッと死ぬわけではない。心臓が止まっても細胞は生きてるし、代謝もまだ続いている。DNAの活動やタンパク質の合成も、ミクロの見えないところでずっと続いているはずなんです。

内田　髪が伸びたりしますね。

岩田　爪も伸びます。そういう現象を見て「まだ生きている」と判定しないのは、そんなことを言っていたらいつまでも葬式をあげられないから（笑）。つまりはこちら側の都合で、ひとりの人間を死んだと見なしているわけです。

内田　みんな脳死については、概念でしか語ってないですよね。

岩田　そうです。自分の中にそれぞれイメージはあるんだけど、それは現実世界とはかなりかけ離れたものです。しかもたいていの人には、それを確かめる術もないわけです。だから、どうしてこんなに元気な人の臓器を摘出するのかという話になる。まあ、そう思うのも無理はないと思うんですけど。

内田　でも脳死判定の基準は、すでに決められてるんですよね。それで、脳死は人間の死であるということになっている。

岩田　でもそれはあくまで約束事で、何をもって人の死とするかということに関しては何の決まりもない。ですから現状では、社会的に決めるしかないんですよね。

魂魄は残る

内田　僕なんか、全然死ぬ気がしなくて（笑）。生物学的には死んでも、魂魄《こんぱく》は残るという感じがしてるんですよ。父親が死んだ後に思ったんですけど、生きてる時よりも死んでからのほうが存在感が強まるんですよね。生きてる時はあまり父親のことを考えなかったけど、死んでからはしょっちゅう考える。

岩田　鷲田先生とも話したことですが、法事というのは実によくできたシステムだなと。

内田　あれはいいですよね。

岩田　この間、実家で法事があったんですけど、やはりみんなで亡くなった人の話をするんですよね。時間が経つにつれて、だんだん法事の間隔を延ばしていく。

内田　間隔が空くにつれて、徐々に参加者が減っていく。この減ってくるところがいいんですよ。あの人はたぶん十三回忌まで来るだろうとか、生きているうちからそういうことがわかったりして（笑）。この人は自分が死んだ時に葬式の晩だけ来るか、あるいは十三回忌まで来るかというのは、人を見るうえでけっこう大事な基準ですよね。

岩田　そうですね。

内田　自分の葬式で、この人はどんなことを言うのか。これ、人を見る時の基本ですよ。

岩田　島根県では葬式の時、大皿に盛られたお煮しめをみんなで食べるんですよ。先ほどのタバコの共有じゃないけど、お煮しめをみんなで共有する。僕は一年間、沖縄の病院にいたんですけど、沖縄では三時のおやつに天ぷらを食べるんです。それこそ大皿に盛られた天ぷらをみんなでつつく。天ぷらといっても、天ぷら屋で出てくるようなのとは違うんですけどね。

内田　ネタは何なんですか。

岩田　白身の魚とかイカ、サツマイモとか、ネタは普通なんですが、衣がどろっとしていて、もったりしてるんです。フリッターみたいに。それが大皿にドーンと出てきて、みんなで食べながら会議するんですよ。

他人を受け入れられない

内田　大皿でものを食べるという習慣も、失われて久しいですね。僕は毎年三月になると、野沢温泉へスキーをしに行くんですよ。同じメンバーで、もう十数年行ってます。その宿で野沢菜が出てくるんですけど、昔は大皿にドーンと盛ってあって、そこから専用の取り箸でめいめい小皿にとって食べてたんです。そういう状態がしばらく続いていたんですけど、ついに大皿がなくなって、最初から小鉢で来るようになった。これはおそらく、お客さんのほうからの要請だと思うんです。大皿に盛るのは不衛生だからやめろと。つまり、みんなで食べ物を分かち合うのはイヤだということですよね。さっきの副流煙じゃないですけど、人が吐いた空気は吸いたくない、人の体臭はかぎたくない、人の唾液がついたものは食べたくない。だから、鍋が食えないという人もいますよね。

岩田　清潔・不潔の概念については、みんな錯覚してますよね。今日の昼、カレー屋さんでカレーを食べたんですけど、娘がナンを落としたんですね。そうしたらうちの奥さんがパッと拾って、三秒ルールって言って食べさせてました（笑）。僕らは感染症が専門なので、口の中にたくさん黴菌があることを知ってるんですよ。口の中に黴菌があるのに、床に落ちたナンを汚いからと言って食べないのはおかしい。たぶん口の中の黴菌よりも、床にある菌のほうが少ないと思いますし（笑）。だからみんな、清潔・不潔について相当間違った認識を持っているなと。三秒ルールは遊びですけど、別に五秒でも十秒でもたいていは大丈夫。口の中がすでに黴菌だらけですし、多くの菌は胃酸で死にますし。なので、少しぐらい他人のものが付いても不潔でも何でもないんです。あれやこれやの抗菌グッズにしたって、まったく意味がない。人間の身体というのは単体ではなくて、いろんな生物の共生体なんです。身体の中にいろいろな菌や寄生虫がいるおかげで守られている。とにかく、自分が清潔・無菌状態であるかのように錯覚している人がすごく多いですよね。だから他人は汚いということになってしまう。

内田　清潔好きの人って自分の中のある身体部位が痛むと、そこをすごく憎むんですよね。たとえば膝が痛むと、膝を憎む。どこか痛んでくると、そこは自我ではないと考える。つまり自我の機能を阻害する他者からの侵入であると考えるわけですね。そうしているうちに、心身ともにどんどんやせ細っていってしまう。それで結局、脳以外はすべて他人に侵されていると考えるようになる。アンチエイジングの極端な人は、加齢していく自分の身体そのものを憎む。

岩田　日本って昔はものすごく不衛生な国だったんですよ。第二次世界大戦が終わった頃は本当に不衛生で、南京虫やノミ、シラミなんていうのはざらにいましたから。あと発疹チフスや赤痢などといった伝染病も流行しました。日本人は風呂好きなので清潔という部分もあるんですが、やはり汚かった。そもそも、お風呂がある家はごくまれでしたからね。上下水道もそんなに完備されていませんでしたし。

内田　僕らが子どもの頃は、たしかに汚かったです。「抗菌」なんていう言葉が出てきたのは、八〇年代からですね。

岩田　バブルの頃ですね。その頃からだんだん、日本のアメリカ化が進んでいった。

内田　あの時点での抗菌の対象というのは、前近代的日本なんですよ。つまり他者の体臭や口臭、黴菌もすべて受け入れて、共生するという文化そのものを憎むようになった。それまではなぜそういう状態だったかというと、共生しないと生きられないからです。他人の体臭や口臭を我慢できないと生きていけないから、受け入れざるをえない。だけど平和な状態が続くにつれて豊かになって、一人でも生きられるようになった。一人でも生きられるようになったというのは、日本の歴史でも一九八〇年代が初めてですよ。とりわけ生活力があるわけでもない若者でも、都会の真ん中で一人暮らしすることができるようになった。これは歴史上初めてですね。

そして各企業が、都会での一人暮らしをデフォルトにして商品展開していった。ワンルームマンションやコンビニエンスストアがどんどん増えた。それまでは実家で家族と一緒に暮らすことがデフォルトだったから、一人暮らししている人たちはやや外れた存在だったんです。それが八〇年代になって、一人で暮らすことが普通になった。これによって、ある種の消費活動にビッグバンが起きたんですね。家族って、消費活動にはすごく鈍いんですよ。それはなぜかというと、家族で一緒に暮らしていて誰かがお金を使う場合、家族全員の合意が要るから。逆に一人暮らしの場合は、消費活動が活発になる。自分の金だから、誰にも気兼ねせず自由に使えますからね。合意が要る構造から要らない構造に変化したことによって、日本の経済は大きく発展した。

清潔と不寛容

岩田　ちょうどその頃から、不寛容な雰囲気がだんだん先鋭化していったんでしょうね。たとえば、何とかハラスメントみたいなことが、やにわに言われるようになった。何をしてもハラスメントになって、自分の気に入らないことは一切許容しないという感じになってしまった。昔は、自分が気に入らなくてもそれはそれとして我慢するというところがあった。まあ、それも良し悪しだとは思うんですけど。とにかく今は、ものすごくギスギスした感じがしてイヤですよね。

内田　ハラスメントによってイヤな思いをすると言いますけど、イヤな思いというのも「痛み」と同じなんです。非常に文脈依存的なんですね。要は言葉、すなわち記号なわけですから。言葉で言われるのは、殴られるのとは違いますよね。だから、その言葉をどういう文脈で解釈するかということが問題になってくる。ちょっとぐらいイヤなことを言われても、「あの人はああいうことを言う人だから」という認識をしていれば、痛くも痒くもないはずなんです。それが痛みに感じるのは、他者を排除するという文脈で捉えているからです。他者と共生していくには迷惑をかけられることをある程度我慢し、人のイヤなところも含めてすべてを受け入れていかざるをえない。ところが今はそういうメンタリティがなくなってきた。迷惑はかけたくないし、かけられたくもない。イヤなことをされたら我慢せずに、はっきりノーと言う。つまり、ある意味でアトム化していったわけです。

岩田　悪口を許容できないというのは、仲が悪い証拠ですからね。僕はイギリスに住んでいたことがあるんですけど、イギリス人とフランス人ってたいてい悪口を言い合うんですよ。イギリス人は食べ物に無頓着で、いつも同じものばかり食べているとフランス人が言う。一方でイギリス人は、フランス人は食べ物のことばかり考えていて、朝ご飯を食べながらその日の昼ご飯の心配をしていると（笑）。でも悪口を言い合って、隣人としてお互いに茶化し合えるというのは、ある程度仲のいい証拠なんです。僕らの友人関係でも、一番仲のいい友達というのは一番悪口を言い合える友達ですよね。悪口を言っても許されることがわかっているから、心置きなくそいつを悪く言う。でも、たとえば僕らが「韓国人は犬なんか食って野蛮だ」なんて言おうものなら、大変なことになる。普段から心を許し合える状況にないために、ちょっとでも問題がありそうな言い方はすべて差別発言と捉えられてしまう。あるいは、捉えられるのではないかと脅えてしまう。

これは仲が悪い証拠ですよ。上司と部下、先生と生徒の関係でも、その許容範囲如何《いかん》で軽口を叩いて笑い合えるかどうかが決まってくる。今はその閾値がどんどん下がってきているから、こういうことを言われたらもう許せないということになって、しまいにはハラスメントという概念を持ち出してくることになる。

内田　ある発言には複数の解釈の可能性があるわけです。ハラスメント問題は、双方の言い分を聞いてみると、言った側は「そんなつもりで言ったんじゃない」と言うし、言われた側は「でも私は傷ついた」と言う。でもハラスメント問題においては、言った側の「つもり」というのはまったく考慮されない。あるセンテンスに関して、自分にとって不愉快な解釈をする権利は、言われた側にあるんですから。あなたはそういうつもりで言ったんじゃないにしても、私は深く傷ついたので、私の傷のほうが現実である。そう考えるんですね。本来であれば「この人はどういうつもりで言ったのか」にチューニングするものなんですが、「私が何を感じたか」にチューニングしてしまっている。だから相手の意図とは無関係に「あなたは無意識に言ったかもしれないけど、私はその言葉に非常に傷ついたので撤回していただきたい」ということになる。これはある種、コミュニケーションの放棄ですよね。

岩田　それも一種のアメリカ化だと思うんです。アメリカやヨーロッパの言語では裏の意味みたいなのはあまりなくて、字面の意味がそのまま言葉の意味として伝わってくる。昔の日本の場合、字面の意味の裏にそれとはまた違う意味が潜んでいたりする。共同体の一員であれば、その裏の意味を汲み取る努力をしなければならなかったんですが、今の人たちはそれを完全に放棄してしまっている。あるいは、最初からできない人もけっこう多いですね。子どもの時から、字面の表面的な意味しか受け取っていないので、その裏にある意味を汲み取ることができない。

内田 すべての発話には複数の解釈の可能性があって、実は発語しているほうもそれを全部含めたうえで言ってるんですよ。だから言った本人の意図とは無関係に、その発言の中に相手を非常に傷つけるようなニュアンスが含まれている場合も多少はある。ひとつの発語にはすべての意味が含まれているから、その濃淡も含めて発語ごとメッセージを受け取って、それを再構成するのがコミュニケーションの力だった。しかし今ではあるレイヤーを決めて、そこでクリアカットなメッセージを聞き取るという方向にシフトしてしまっている。本当は、人のメッセージというのは実にポリフォニック（重層的）なものなんです。表面上の言葉の語義やコノテーション（言外の意味）の裏の語義、表情や声のピッチとか全部含めて。実際には、ある特定の言葉を使いながら、非常に多くのメッセージを同時に発してるんですね。それをどこまで汲み取るかというのが本来のコミュニケーションの力なんだけど、いつの間にか、ある一定のラインを設けてここしか取らないというのがコミュニケーションの作法になってしまっている。これは非常に危険なことだと思うんです。

岩田 そうですね。最近そういう患者さん、けっこう多いです。

医療とコミュニケーション

内田　お医者さんはどうですか。

岩田　お医者さんにはそういう人、昔から多いですよ（笑）。字面の意味しか受け取らない人が多い。だから患者さんが「辛いんです」と訴えても「ああ、そうですか」という感じ（笑）。そもそも医者って、自分から質問するのが大の苦手なんです。逆に、質問に答えるのはすごく得意なんですけどね。六歳の時からずっとそういう教育を受けてますから。これは鷲田先生ともお話ししたことなんですが、とにかく質問に答える、正解を出すということに関しては十分なトレーニングを受けている。ところが自分から「なんで？」と問うことができないんです。だから「先生、辛いです」と言われたら、それ以上患者に何も質問せずに「ああ、そうですか。じゃあ薬出しておきますね」と言うのが正しい医者のあり方だと思っている。

本当はそこで「なんで辛いの？」って聞けば、「実は……」ということで話がつながっていくんですが、それをしないから会話が続かないんですよ。こちらが質問していくほうが、診察が楽しいんですけどね。まあ、楽しいと言うと語弊があるかもしれないけど、とにかく、自分が納得いくまで対話を続ける、質問を重ねるということをあまりしないんですよね。たとえば患者さんが「最近、糖尿病になってしまいました」と言った場合、「最近糖尿病になったんですか？　これまでは健康診断で何も言われなかったんですか？」って訊く。すると、その患者さんが今まで健康診断を全然受けてこなかったことがわかる。普通は会社で健診を受けるものだから、「会社で健康診断していないんですか？　どんな仕事してるんですか？」と訊けば、そこから話が広がっていくんです。その企業体質がブラックで、そのストレスが体調不良の遠因だったりするわけです（よくあります）。ところがそういうプロセスを全部省いて、「この人は最近糖尿病になりました。じゃあ薬はこれを使いましょう」というパタン化した治療になることがわりと多い。これだと血糖を下げる薬は出しても、病気の「本体」は治せないのです。

医者というのは、つくづく患者に問わない、問えないんですよ。だから話がすごく表面的なところで止まってしまう。高血圧の患者の治療など教科書に書いてある通りにするだけで、なぜその患者に高血圧の治療をするのかという根本的な問いに立ち返るということをしない。これは非常に由々しき問題です。

内田　そしてすぐ検査をして数値化する（笑）。

一億総半可通

岩田　でも、検査もけっこう間違えるんですよ。病気じゃないのに異常という検査結果が出ることがあって、それでドツボにはまる人がけっこういるんです。検査というのは本来、むしろ「病気じゃないですよ」と患者を安心させるものなのに、ちょっとでも異常が検出されると、そっちに注目してしまう。だから医者のみならず、患者さんも数字を見すぎてるんですよね。異常を示す数値が出た時に「あまり気にしなくても大丈夫ですよ」って言うと、患者さんはかえって怒ったりして。

内田　巷には、病気や健康の情報があふれていますからね。

岩田　インターネットで検索すると、それぞれの病気の症状が箇条書きになってますよね。たとえば鬱病であれば、やる気が起きないとか、何も楽しめないとか、朝早く目が覚めてしまうとか。それを読んで「僕は全部当てはまる。鬱病だ」と思ってしまう。鬱病じゃなくても、やる気が起きない時や楽しくない時だってありますよね。ネットの診断には、たいていの人に思い当たるようなことが書いてあるんです。医者だって精神科の入門書を読むと「僕は統合失調症じゃないかな」とか「自閉症じゃないかな」とか思ってしまうぐらいだから（笑）。

内田　文字の情報には、程度が明確化されていませんからね。

岩田　そうです。極端に元気がないとか、極端に楽しめないというのが鬱病なんですけど、教科書を読んでも「程度」については書かれていない。さっき先生もおっしゃったように、鬱病のクオリアがあって、鬱病の患者さんは見ただけでわかる。でも、ネットの情報にはクオリアがまったくないんです。

内田　ネットは罪が重いですね。

岩田　しかも読んだ人は、あたかも病気をわかってしまったかのような錯覚をしてしまう。ただネットで情報を得ただけなのに、医者と対等に話ができると思ってしまうんですね。それで居丈高になって「俺はこんなに勉強してきたんだから対等に扱え！」というような態度をとる人がいる。

内田　ネットは一億総半可通化ツールです。これは他の業界でも言えることだけど、ものを中途半端に、妙に小賢しく知っている人がとにかく多い。あれが一番始末に困るんです。

岩田　最近は、そういう人たちがツイッターとかで情報発信しますからね。ネットの情報だけしか見ていないのに「私は医学についてはけっこう勉強しているつもりです」とか平気で言いますからね（笑）。

内田　今の若い事情通の人たちって、政治も経済もネットのリアルだけで語りますね。

岩田　経済・政治と進化論は実験できないから、言いたい放題になっています。

戦争トラウマ

内田　現代日本の政治や経済の世界では、自称リアリストの人たちにとってネットばかりか全部のリアルが均質的にリアルなんですよ。僕はそれとはちょっと違うリアリストで、リアルなものにもリアルなものと、そうでないものがあると思ってる。だけど今は自称リアリストによる「こうなってるから、今こうなってる」という、非常に単純化した言説がはびこっていますよね。しかしバブル崩壊やリーマンショックなどといった、さまざまな経済的な条件の変化を経てもなお変わらないものがある一方で、それによって容易に変わってしまうものはパーッと消えていくわけです。つまり、彼らがリアリティと言っているものの中で本当のリアリティというのはほんの一部分、あとの六、七割はある種の幻想に過ぎない。ある程度の思考訓練をしないと、こういう濃淡の差って見えてこないんです。僕は、この現実の濃淡の差をつけることがすごく大事だと思っています。

岩田　さきほどの、現実をずらす話に通じますね。

内田　たとえば、日本が第一次世界大戦を経験していたら、というシミュレーションをしてみるとします。日本は第一次世界大戦には参戦していないも同然なんですね。青島を攻撃し、植民地を取ったり賠償金を貰ったりはしたけれども、日本軍の死傷者は数百人といったところでしょう。でももし、日本人が第一次世界大戦に深く関わっていたら、おそらくあれほど太平洋戦争にのめり込んでいくことはなかった。日本軍が数十万人規模の兵士をヨーロッパ戦線に送って、そのうち九割ぐらいが死傷していたら、その後どうなっていたかをシミュレートしてみる。帷幄上奏権《いあくじょうそうけん》は変わったかもしれない。参謀本部や大本営の質、メディアや医療、学校教育も変わったかもしれない。それでも変わらないものはあるか。天皇制と議会制は変わらないだろう。ある条件が変わってもなお変化しないもの、たぶんこれが日本社会における、ある種の本質なんだと思う。歴史的条件が変わった時、剝離してしまったもの、あるいは別のものに変化してしまったものは、最初からどうでもよかったものなんです。

岩田　第一次世界大戦を経験したヨーロッパの人は、みんなすごいトラウマを引きずってますよね。

内田　死者の数が半端じゃなかったですから。それに直近の戦争が一八七〇〜七一年の普仏戦争だったわけでしょう。普仏戦争というのはある意味、牧歌的な戦争だったんですよね。それからわずか二十数年であういう戦争があったのだから、両方の戦争に行った人がいるんですよ。その人たちは、今度の戦争も前の戦争ぐらいの規模だろうと思って戦地に赴いたわけですが、全然違っていた。たしか普仏戦争の死者が、独仏合わせて四十万ぐらいです。ところが第一次世界大戦では死者が一千百万人にのぼった。二桁違うんですよ。彼らは二十五年前と同じように、普通の歩兵の装備で出て行ったわけですが、相手はタンク（戦車）、飛行機、火炎放射器、毒ガスといった当時最先端の兵器で攻め立ててくる。もう文字通り、機械が生身の人間を轢き潰していくわけです。地平線の端から端まで、至るところ全部に死体が折り重なっている。独仏国境に展開されたそのような光景を目にした人たちは当然、非常に大きなショックを受けたわけです。

さらに当時は医療が未発達だった。みんな見る影もないほど身体が破壊された状態で、九死に一生を得て故国に戻ってきた。ですから大戦間期のヨーロッパの街々には、片輪の人たちがあふれてるんですよ。僕は一九三〇年頃、フランスかどこかのリセの卒業生たちが写した記念写真を見たことがあるんです。そこでは全員がフロックコートを着てシルクハットをかぶってるんですが、そのうち半分ぐらいの人たちの顔がもう人外魔境人なんです。顔が歪んで目がないとか、腕がないとか、頭の半分がないとか、口から下がないとか。さすがにこれはトラウマになるだろうなと思いました。

岩田　当時は抗生物質がなかったですからね。抗生物質が発見されたのは一九二八年で、それが市場に出てくるのは一九四〇年代です。太平洋戦争では抗生物質が使えるようになったので、怪我してそこから黴菌が入るということはなくなった。しかし第一次世界大戦の時はそれができないので、切ってしまうしかなかったんです。抗生物質が発見される以前の戦争では、怪我をした後が悲惨だったと思うんです。アメリカの南北戦争でもそうでしたね。

内田　『ダンス・ウィズ・ウルブズ』（一九九〇）の冒頭で、主人公が右足を負傷して切断しなければならなくなるんだけど、「イヤだ！」と言って逃げてしまう。

岩田　おそらく、第一次世界大戦当時の医療というのは、ほとんど出たとこ勝負で、生きるか死ぬか運任せみたいな感じだったと思うんですよね。

内田　ヘミングウェイもそうですが、第一次世界大戦に行った人たちの戦争トラウマというのはものすごく深かったでしょうね。

岩田　そうですね。ヨーロッパの人たちにとっての第一次世界大戦に相当するのが、日本人にとっての太平洋戦争なんですね。

内田　第一次世界大戦でのトラウマがなかったからこそ、日本は太平洋戦争に突き進んでしまった。ここで歯止めがかからなかったことはすごく大きかったわけです。

岩田　なるほど。抑止力がかからなかったんですね。

内田　戦争に対する恐怖がなかった。観戦武官というかたちでヨーロッパの戦争を目のあたりにした人たちは、その後軍縮派になって「戦争はしてはいかん！」と口を酸っぱくして言っていたんですけどね。でも陸軍や海軍の中枢を担う人たちは、そういう経験をまったくしていなかった。だから太平洋戦争の時も、日露戦争のような戦争だろうという程度の認識しかなかった。日露戦争も決して牧歌的とはいえないけれども、日露戦争では完全に人体を破壊するためだけに考案されたテクノロジーというのは、昔ながらの大砲しかなかったんですよ。タンクや飛行機、毒ガスといったものに生の身体がさらされて壊れていくというようなことは、実際に経験していなかった。

岩田　たしかに日本人の場合、太平洋戦争のトラウマが戦争の抑止力になって、平和国家を希求する力になっていたと思うんですけど、今はそれがだんだん薄れてきていて、ちょっと右傾化していますよね。

戦後民主主義の防衛ライン

内田　特に、大岡昇平の『野火《のび》』の舞台になったレイテ島など南方に送られた人たちは、反戦を強く訴えていた。南方では途中から完全に軍律が解体して、指揮命令系統が機能しなくなった。ですから戦死者といっても、ほとんどが戦病死と餓死ですよ。病と餓えで人が死んでいくというのは、完全にロジスティックスの破綻を意味している。この事実は陸士（陸軍士官学校）、陸大

（陸軍大学校）を出た参謀たち、つまり日本の職業軍人たちがいかに愚かで人間的に卑しかったかを証明している。自分たちはたらふく食って生き残って、兵士を見殺しにしてさっさと投降してしまう。南方にいた人たちはそのような状況を目の当たりにして、戦争をやって喜ぶのはろくでもない連中だということを骨身に沁みて感じていた。あの人たちが反戦を強く訴え、一九七〇年代の日本における「戦争なんてもってのほか」というマインドをつくっていた。泥水を飲んで渇きをしのいだとか、戦友を戦場に置き去りにしたとか、さらには戦友を食ったりとか、そういうことを経験してきた人たちが何万人もいるわけですからね。

岩田　そうですね。司馬遼太郎も、太平洋戦争時代の日本軍には非常に批判的ですよね。そういえば最近、司馬遼太郎って、あまり取り上げられなくなったような気がするんですが。ひと昔前の日本人のサラリーマンは、司馬遼太郎が大好きだったと思うんですけど。

内田　亡くなってから十数年経ちますけど、今はあまり読まれてないようですね。司馬遼太郎を失ったというのは、日本にとって大きな損失だと思うんですよ。

僕は司馬遼太郎、養老孟司、宮崎駿というラインが戦後民主日本の最終防衛ラインだと思ってたんですけどね。その少し前には桑原武夫や丸山眞男といった人たちがいますけど、彼らは戦後から六〇年代ぐらいまでの防衛ライン。七〇年代以降、新左翼の運動が崩壊していったことにより、日本の反戦・平和運動は大きく傷ついてしまうんですが、それとは違うかたちで残っていたのがこの三人です。彼らには共通の特徴があるんですよ。会った時、昔からの知り合いのような気がしたという述懐をお互いにしている（笑）。

岩田　僕は養老先生しか会ったことがないな。

内田　僕も司馬遼太郎には会うことができませんでした。でも会っていたら、その印象というか手触りは、他の二人とすごく似ていたのではないかと思ってるんです。三人とも、お互いをすごくリスペクトしてるんですよ。

岩田　あ、司馬遼太郎も愛煙家ですね（笑）。揃って禁煙学会から攻撃されたかもしれません。

（二〇一三年八月　神戸にて）

第三部

医療は社会の成熟度を映す

鷲田清一
内田樹
岩田健太郎

ある「殺人罪」

岩田　今日はちょっと重たい話から入るのですが、尊厳死と安楽死についてお話を伺いたいと思います。もう十年以上前ですが、川崎協同病院事件というのがあったんですね。女性のドクターが、意識が回復しない重症患者さんの気管内チューブを抜いたことで患者さんを死に至らしめ、殺人罪に問われた事件です。

ちょっと詳しくお話しすると、一九九八年十一月二日、神奈川県の川崎協同病院に、喘息の重積発作で心肺停止状態になった五十八歳の男性が運ばれてきた。ただちに緊急救命措置が施されて蘇生したのですが、心配停止のときの低酸素血症で大脳と脳幹に障害が残り、意識は戻らず、人工呼吸器が装着されました。その後、患者さんに自発呼吸が見られたので人工呼吸器は取り外されたものの、痰の吸引のため、および舌根が気道を塞ぐのを防ぐために、気管チューブはそのまま残されました。救急搬送から二週間後、担当の医師は家族に、男性はまっすぐに死に向かっていてこれ以上の治療は望めないと説明。家族が、無理矢理生き長らえさせることを断り、家族が集まった病室で医師がチューブを抜き取った。その際、思いのほか男性が苦しんだため、鎮静剤と筋弛緩剤を投与。男性はその日の夜に息を引き取りました。

その後の経緯は、正直言って僕はよくわかりません。どうやら内部告発があったようです。男性が亡くなった三年後、この医師は川崎協同病院を退職し、さらに二〇〇二年十二月に殺人容疑で逮捕・起訴されます。そして二〇〇九年、最高裁判決で殺人罪の有罪が確定しました（懲役一年六カ月執行猶予三年）。

鷲田　え？　有罪ですか。

内田　殺人罪で執行猶予がついたんですか。

岩田　はい。女性医師は当時四十代で、この事件の経緯について本も書いています（須田セツ子『私がしたことは殺人ですか？』青志社、二〇一〇）。

鷲田　薬を注射して殺したわけではなくて、ただチューブを外しただけでしょう。

岩田　ええ。ただ彼女は、チューブを外せば死ぬということはわかっていた。安楽死と尊厳死に関しては学問的な定義はいろいろあるんですけど、そういうテクニカルな部分に僕らがこだわってもあまり意味がないと思います。端的に言うと、積極的に死に至るようなことをするのが、俗に言う安楽死ですね。たとえば塩化カリウムを注射するとか。今、アメリカの死刑執行がこの方法です。それから、そのまま放っておけば死ぬとわかっていながら積極的に延命を目的とした処置をしない、そしてその間患者に苦痛をできるだけ与えないというのが尊厳死です（尊厳死についても安楽死についても諸論ありますが、現場での「実像」を考えるとこのへんが一番、実際的な説明だと思っています）。こうした概念の細かい説明は裁判所の判例をもとに決められているようです。でも僕らは法律の専門家ではないですし、法律的な解釈に立ち入ることにそれほど大きな意味も感じません。たとえば、気管内チューブを抜くことが殺人行為を構成するかどうか、といった法律学的議論は僕にはよく理解できないし、それは「倫理」の問題からずれているとすら、思います。殺人罪で訴えられないことが医療の目的ではありませんし、それを目的化したところにあるべき医療倫理があるとも思いません。法律なんて守らなくてよい、と主張しているのではなく、それは法律の議論であり、倫理の議論ではない、というわけです。

要は医療現場において死を幇助する、あるいはそれを消極的にサポートすることの倫理的是非が問われているわけです。非常に重いテーマで、国内外でずっと侃々諤々《かんかんがくがく》の議論が行われている。実は人工呼吸器を外してはいけないのは日本ぐらいで、他のほとんどの国では問題ないんですよ。

内田　そうなんですか。

岩田　人工呼吸器というのは本来、呼吸ができない人に呼吸をさせてあげるものですから。そして心臓が動かなくなったらアドレナリンなどを注射して、無理矢理心臓を動かす。心臓と肺を動かし続ければ、脳が機能していなくても人間はある程度、生命機能を保つことができるんですね。しかし、ただ生命を維持するために、つまり「それがために」することが倫理的に妥当なのか。あるいは、それをやめることが妥当なのか。これが非常に大きな問題になっています。

オランダやアメリカのオレゴン州では安楽死が認められていますね。だから、たとえば末期がんでこれ以上苦しむのはいやだという場合、積極的に死に至るような薬などを投与する。つまり死亡幇助、『ブラック・ジャック』のドクター・キリコのような行為が認められているわけですが、これに関しても賛否両論があります。

もっと言えば、その先に死刑という問題がある。いくら犯罪者とはいえ、人間が人間を死に至らしめることが許されるのか。さらにその先には、戦争で人を殺すのはどうなのか、という問題もあります。

脳死の生命維持装置

鷲田　脳死の時の生命維持装置というのは、具体的にどういうものなんですか。

岩田　基本的には呼吸と循環ですね。

鷲田　強制的に肺と心臓を動かすんですね。

岩田　そうです。かつての人工呼吸器は非常に大がかりなもので……。

内田　「鉄の肺」ですね。

岩田　そうです、そうです。首から下をドラム缶に入れて、ドラム缶の圧を調節することで、外から胸郭を動かす。胸には胸骨と肋骨があって、この骨を動かすことによって、肺はその陰圧（一気圧以下の気圧）がかかって膨らんだり縮んだりする。それで肺を動かしていたんです。しかしこれでは、あまりにも効率が悪いというので、今度は喉にチューブを通して、そこから肺に空気を通し、同時に圧をかける。それによって無理矢理肺を動かして、酸素交換するわけです。

内田　痛いんでしょ、それは？

岩田　僕自身はもちろん経験したことがないんですけど、すごく苦しいだろうと思います。ですから、普通は鎮静剤で眠らせて、鎮痛剤をばんばん投与して、意識不明の状態にしてやることが多いです（最近はアメリカなどで、覚醒したままで人工呼吸器を使用する試みがなされていますが）。

内田　なんだか拷問みたいな感じがするね。

岩田　次にノルアドレナリン、高峰譲吉が発見したカテコールアミンというホルモン剤を注射して心臓をばくばく動かす。

鷲田　心臓って電気刺激じゃなくて、薬で動かすんですか。

岩田　電気刺激は本当に心臓が止まった時に使います。その時も薬を使いはしますが。

鷲田　そうなんですか。知らなかった。

岩田　こういうことは意外にご存じない方が多いですよね。そしてやがて、場合によっては腎臓が動かなくなる。腎臓はおしっこを作っているところだから、この場合は透析で動脈と静脈に点滴を入れて、老廃物を無理矢理身体の外に出す。今、日本の病院のＩＣＵ（集中治療室）に行くと、脳死に限らずこういう患者さんがわりといますね。いよいよ脳の機能が落ちてきた場合はどうなるか。脳には心臓や肺を動かすよう命令する脳幹というのがあるんですが、これがまったく機能しなくなった状態、それがいわゆる脳死です。

内田　脳幹の機能が停止して、自律的な生命活動が止まってしまうのが脳死なんですね。

岩田　はい。自力で生命維持活動ができなくなる状態を脳死と言っています。脳死の定義はアメリカ、ヨーロッパ……たとえばスウェーデンとか、日本でそれぞれ微妙に異なっているんですが、本質的には自力で生命維持ができないという点で概ね一致しています。

内田　それはもう、もとの状態に戻ることはないんですか。

岩田　それについてもいろんな議論があって。ほとんどは戻らないですね。医学の世界には必ず例外があるので、戻ったこともあるという話はアネクドータル（逸話的）にはあるんですけど、基本的には戻らない。

幸福な死

鷲田　なかなか安楽死のイメージが湧いてこないんですけど。安楽死は英語だとユウサネイジア（**euthanasia**）ですよね。ギリシャ語で**eu**は「良く」という意味ですね。**thanasia**はタナトス（**thanatos**）、「死」という意味ですね。

内田　「幸福な死」ですな。

鷲田　直訳すると「良き死」「幸福な死」ですね。だから、誰にとっての幸福な死なのか、それを誰が判断するか、という問題が生じますね。

内田　死の問題はやはり、まず死ぬ本人がね、どれくらい楽に死ねるかということが問題の軸になるべきだと思うんです。人類史が始まって以来、人間はとにかく例外なく必ず死ぬのであって、できるだけ苦痛の少ない方法で一生を終えるということを、類的なひとつの課題として連綿と考えてきたはずだと僕は思うんです。一番楽に死ねる死に方をベースにして、生理機能ができているはずだというのが僕の仮説なんです。だって、「楽に死ねる」能力というのは、進化の過程で最優先に開発されたはずの形質でしょ。そのときにベースになったのは、凍死と餓死ですよね。その死に方が先史時代から最も日常的な死に方だったはずですから。人類全史において、おそらく死者の九割がたは飢えか寒さで死んでいったはずなんです。だとすると、この一番高い確率の死の形態を基準にして、そのときに苦痛がないように生命活動を組織していったと思うんです。実際に凍死の場合は、だんだん眠くなってくるっていいますよね。よくテレビドラマであるじゃないですか。雪山で遭難した人の頬を叩いて「寝るな！　寝たら死ぬぞ！」「ああ、頼むから、もう寝かしてくれ」っていうシーンがありますよね。餓死も空腹感があるのは最初の三日くらいで、そのあとはどんどん楽になるらしい。即身仏というのは、地中の穴に籠ったまま、五穀を断って、水も飲まずにいるわけですけれど、全身が衰弱してゆくにつれて、臓器の機能も同時的に低下してゆく、痛覚も低下する。だから、痛みも苦しみも感じないで、だんだん意識が透明になって、そのままゆっくり死んでゆく。

鷲田　ほう。即身成仏は苦しまないんですか。

重たい死体

内田　そうらしいですよ。先日、三砂《みさご》ちづる先生とそんなことを話したんです。三砂先生はつい最近、お父さんを亡くしたんです。末期がんだったんですけど、延命治療をやめようということを決めた。それで、水をとらない、点滴を打たないという大きな決断をしたそうです。点滴を打つと、水分が大量に入ってくる。そうすると痰が出る。それを吸引しなければいけない。痰の吸引というのが、それが患者にとっては、非常に苦しいものらしいんです。そこで、もう水分は要らない、点滴を打たないことにした。そうしたらだんだん身体がしぼんでゆくんだそうです。最後は能面の尉《じょう》ってありますよね。あの能の「高砂」の老人のようなしわしわの顔になっていったそうです。三砂先生はそれを見て「ああ、こういう顔の人って昔はいたけど、最近は見なくなったな」と思ったそうなんです。そして驚いたのは、死体がとても軽かったこと。葬儀屋の人が来て「久しぶりに軽いご遺体ですね」と言ったそうです。最近の死体は重いんだそうです。点滴で水分をじゃぶじゃぶ入れるから。そういう話をしながら、「やっぱり死ぬ時には五穀を断って、水を断って、多臓器の機能が同時的に低下して、ゆるゆるとアナログに消えていくのがいいね」という結論に至ったんです。

岩田　最近の死体は重いというのは、本当にその通りです。今、八割ぐらいの方は病院でお亡くなりになるんですが、その方々の身体のほとんどは重たいですね。どうして重いのかというと、むくんでいるからです。ご飯を食べないで数日間いると、だんだん空腹感は消えていくそうなんです。空腹感に限らず、人間は案外、苦痛には慣れることができる。さまざまな苦痛に慣れていくにつれて、個々の苦しみが徐々に薄まっていくらしいんです。けれども、ひとつだけ慣れることのできない苦痛がある。それは、息ができない苦痛です。呼吸ができないという苦痛。だからこれは、しばしば拷問に使われる。たとえば水責めなんかがそうです。

生命維持に最低限必要なのは、呼吸と循環なんですね。人間の身体では心臓が循環、肺が呼吸を担う。まず循環を保つためには、血圧を保たないといけない。血圧というのは、血管の中にある水の圧力で成り立っているので、その水を流すことが血圧を保つことにつながるわけです。脳死ではそれが保てなくなっているので、輸液をする。つまり点滴をするわけです。点滴をすれば血圧は維持できるんですけど、だんだん弱ってくると血管の中のアルブミンというタンパク質がどんどんなくなっていく。そうすると水がどこへ行くかというと、膠質《こうしつ》浸透圧（血漿タンパク質の浸透圧で水を血管内に保とうとする力）が低くなって外に流れていく。血管の外に流れていくので、身体がむくんでいくんですね。そして体重がどんどん増えてくるわけです。いくら点滴をしてもその水はどんどん血管の外に流れていくから、結局血圧は保てない。だから、もっと水を入れる。水を入れれば、ますます身体がむくんでいく。それで、さっきおっしゃったように痰がどんどん出てくる。痰が出ると、水が気道に入っていくので息ができなくなる。患者さんはもちろん苦しいので、痰をそのつど管で吸い取る。吸引といいますが。そのうちに今度は瞼がどんどん腫れてきて、その瞼が裏返って眼球が見えるようになる。瞼が閉じているのに眼球が見える状態だと目が乾いてしまうから、そこにガーゼで蓋をする。さらにはどんどん皮膚が薄くなって、皮膚から水が漏れてくるようになる。それでテカテカの皮膚になるんですよ。すごく薄い皮膚だから、ちょっと絆創膏を貼ってはがしただけで破けてしまう。そんな感じになる。それが病院の重症患者の典型像なんです。

内田　それ、イヤだな。

日本人は点滴が好き

岩田　実は僕も、延命を施さないのであれば水分を入れないほうがいいと教わったんです。それによって血圧が下がってきて、徐々に心臓の機能が落ちてきて、最終的にはおしっこもだんだん出なくなってくる。その代わり痰は少ないので呼吸は楽です。それでゆっくりと死に至るんです。だから、一番苦しませない方法は水を与えない、つまり点滴しないほうがいい。でも日本の医療では、この点滴というのがものすごくメタフォリックな効果があって。僕もよく、患者さんに「先生、点滴一本打ってください」って言われます（笑）。点滴には水と塩と砂糖しか入ってないから病気を治す力なんて全然ないんですけど、とにかく日本には点滴信仰のようなものがある。

内田　やたらと点滴してますよね。

岩田　医者も患者も大好きなんですよ。

内田　患者は点滴が好きですよね。点滴台をガラガラ引きずりながら、すごく自慢げに廊下を歩いてる（笑）。

岩田　あれは入院患者の象徴みたいなものですから。

鷲田　僕も入院している時、喫煙スペースに行ったら、そういう人がたくさんいた（笑）。

内田　うちの兄貴が入院してる時、煙草を吸うためにあれをガラガラ引きずって、通りをはさんで向かいの喫茶店まで行ったって言うんですよ（笑）。兄はその話をしてる時、「ドヤ顔」でしたよ（笑）。あれは本当に、ある種のメタファーとして機能してますね。

岩田　僕も点滴は一種のメタファーだと思っています。点滴にはそれほど大きな医学的意味はないけど、すごく象徴的でしょう。あんなに点滴を使うのは日本の医療だけですよ。他の国では見たことがない。

鷲田　日本は水の国ですからね（笑）。

内田　なるほど（笑）。日本では、その潤沢な水資源をせっかくだから点滴に使おうと（笑）。

岩田　脳死の患者さんというのは、脳の機能が落ちている。なんで脳死があるかっていうと、言うまでもなく臓器移植があるからです。脳死と臓器移植は表裏一体の関係にある。臓器移植するためには臓器をフレッシュにしておかなければいけないので、移植コーディネーターの人たちが懸命に臓器の機能を維持しようとする。そのためには血流がなければいけないから、水を入れまくる。そうするとパンパンにむくんでしまうんですが、そうやって臓器のフレッシュさを保つ。

鷲田　あたかも臓器工場になっているわけですね。

内田　それ、イヤだなあ。ごめんなさいね、反応がシンプルで（笑）。そうか、臓器移植ＯＫって言ったら、そうなっちゃうんだ。

岩田　まあ、全部が全部そうではないですけど、基本的にはそうですね。

内田　やだなあ、それ。臓器を取る目的でフレッシュに保つために、水をじゃぶじゃぶ入れる。

岩田　そういう人が、脳死状態の人なんです。臓器のフレッシュさを保つのはかなり大変な作業です。それが脳死の人の現実なんです。よくテレビで、脳死を人の死と認めないと発言している人がいます。ああいう人の多くは脳死の人を実際に見たことがないんだろうと思うんです。おそらく、植物人間と勘違いしているのではないかと。脳には皮質と脳幹があるんですが、皮質がやられるのが植物人間で、脳幹がやられるのが脳死です。植物人間というのは痛みも感じなければ、喋ることもない。つまりインプットもアウトプットもできない状態を指すわけです。

内田　でも生命維持活動はある。

岩田　生命維持に関しては全然問題がないから普通に穏やかな顔をしていて、おしっこもうんちも出て、栄養を与えると与えた栄養を維持することもできる。つまり臓器がきちんと機能しているわけですね。

死へのランディング

岩田　脳死の場合、脳幹のみならず皮質もダメージを受けているんですが、自分で維持できない状態なので、機械と薬でむりやり生命を維持しているから、パンパンにむくんでしまったすごい状況なんです。この人が生き生きと生きているっていう、躍動する生命感のようなものはほとんど伝わってこない。脳死の状態の人っていうのは、僕的には、機械で無理矢理臓器を維持している人っていうイメージなんです。そこには実感できる死の徴候があります。死は連続的なもので、ある瞬間に急に人が死んだりはしません。脳死の状態は、その死の徴候が感じ取られる状態なのです。脳死状態では死を実感できないなんてよく言いますが、僕は逆に、脳死患者を見ていると強く死の徴候を実感します。職業柄、僕らには患者さんが亡くなる頃合がだいたいわかる。この患者はあと一週間もつかもたないかだろう、とか。死期が近い患者さんの場合、大事なのは、病気と徹底的に戦うこととは限りません（そういうこともありますが）。それよりも、どういうふうにランディングさせるかが大事になります。そこで家族の方と話し合いの機会を持つんですけど。何度も対話を重ねていって、ランディングのあり方を模索します。これは一般化できない、個別なプロセスですね。

鷲田　昔のお医者さんって、そのランディングがもっとうまかったんじゃないんですか。

岩田　他に手段がなかったから。

鷲田　いや、生かしておくということに関して、もう少しうまくやっていたのではないかと思うんです。僕は自分の家族の看取りで何回も目撃しましたけど、お医者さんは明らかにタイミングを計ってるんですよ。まだ家族が揃っていないうちは一生懸命生かして待っててくれるんです。全員揃ったら、このあたりかな、もういいかな、という感じで自然に任せる。

岩田　本当は僕らもそういうふうにやりたいんです。だけど今は心電図モニターがついてて、あれが止まらない限りはダメなんです。もうここで「ご臨終です」って家族の方に言ってあげたいのに、あれがピクンピクンといっている限りは「まだです、まだです」と言うしかない。

内田　死というのは総合的なものなんだと思うんです。社会関係の中で意味を持つ出来事だから。家族が全部揃って看取るべきなんだけれど、それぞれ忙しいから、それぞれの都合を按配して、「じゃあ、明日通夜で、明後日告別式ね」、みたいな感じで決めるわけですよね。そういう場合、「ここ」というタイミングで死んでもらわないとちょっと困るわけですよ。僕は死の判定にはそれぐらいのフレキシビリティがあってもいいと思うんですよ。死というのは、ある意味で、社会的な出来事なんだから。

鷲田　お医者さんも家族の顔色を見ながら、「そろそろかなあ」と。そういうことをすればいいと思うんですよね。

内田　ある時点で心臓モニターのスイッチを切ってしまえばいいんですから。

岩田　僕、実は心電図モニターをわざと患者さんにつけないことがあるんです。あれがついてると、みんな患者そっちのけでモニター見ちゃってやりにくいんです。家族が来たときには、もう心電図モニターは外れていて……。

鷲田　それ、できるんですか。

岩田　もちろんです。心電図モニターをつけないといけないという法律はないですから。瞳孔、心音、脈と順に診て、死亡を確認する。そして、「ご臨終です」と申し上げる。そこでモニターがピコンピコンいってたら、もうやりにくくってしょうがない。

内田　僕はそれでいいと思います。死の認定は社会的な文脈に依存すると思うんです。

生と死の境界は存在しない

内田　今の死をめぐる議論では、デジタルな境界線を引いて、ここまでが生で、ここから先が死だということを決めようとしていますね。でも、僕は生死の境にデジタルな境界線は存在しないんじゃないかと思っているんです。そうじゃなくて、僕らはもうある程度のところから死に始めているわけです。僕とか鷲田さんみたいに六十二、四になったら、もう六割ぐらい死んでいる(笑)。残り四割くらいが、これからじわじわと死んでゆく。死の境界というのは曖昧でいいと思うんです。死に至るまでのプロセスがアナログで、連続的であればあるほど、死は受け入れやすいものになる。さっきまで一〇〇生きていたのが、急にゼロになりましたというデジタルな境界線を生死の境に設定するのは、生物のあり方としても、人間のあり方としても無理があると思うんです。

鷲田　ということは、人間にとって一番幸福な死は消極的自殺ということ?

内田　だんだんと死んでいくということですね。

鷲田　抵抗せずに。

内田　境界線のない死。気がついたら死んでいた、という(笑)。結局のところ生と死というのも、「男と女」とか「昼と夜」とか「善と悪」とかいうのと同じように、人間がつくりだしてきた数多ある対立概念のひとつに過ぎないんです。実はそんな二項対立は事物的には存在しないんです。でも、そういう二項対立を擬制的に想定しないと、人間の世界には秩序ができない。だから、そういうふうなデジタルな境界線が存在して、世界を整序しているという「おはなし」にしてある。コスモロジカルな装置なんです、「聖なる天蓋」の一種なんです。ですから、実際には生死の間には境なんかなくて、アナログな連続体であるにもかかわらず、人間の側からのコスモロジカルな要請があって、生死の間にとりあえずデジタルな境界線が存在するということにしてある。でも、脳死判定問題でこれほどまでにもめるのは、実は生死の間に確固たる境目なんかはじめからないからなんです。だって、言えば、人間は生まれた瞬間からずっと死に始めているわけでしょう。で、ある段階までゆくと「さすがに、とことん死んだな」と認定される。でも、それだって、社会的文脈にかなり規定されている。医療設備が整っていないところとか、食糧資源が乏しい環境だったら、「もう打つ手がない」とわかった時点で「死んだ」ことにされる。人間をどこで「死者」のカテゴリーに算入するのかというのは、文化的な決めごとなんです。だって、もともと「死者」というのは「生きている人間」と「土に還った状態」の中間形態ですからね。きちんと弔わないと祟ると思われていたり、遺影に向かって話しかけてアドバイスを受け取ることができたりするという意味では、死者は現実に存在しているのと変わらない。そういう「生きているのか、死んでいるのか、わからない」中間的なものを発明したことで、人類は他の類人猿から離脱した。だから、人間というのは「生死の境をはっきりさせない」ことを際立った特徴とする種であるという言い方だってできると思うんです。なにしろ、葬儀ということをするのは人類だけなんですから。発想を一度もともとのところまで引き戻して、そこから考え直した方がいいんじゃないでしょうか。脳死判定問題では、どこに境界線を引くのが正しいか、その正当性を争っているんだけど、汎通的な正当性なんてあるはずがないんですよ。もとが曖昧なんだから。

鷲田　内田先生が言うように、生から死へのなだらかな推移を想定する場合、それは死を生物学的な機能で考えるということですか。

内田　さっきもちょっと言いましたけど、死というのは本来、きわめて総合的なものですよね。今話したのは生理学的、解剖学的な死についてですけど、それ以外に精神的な死というのもあると思うんです。たとえば、自分の言葉を誰も聞いてくれなくなったとか。

鷲田　それは生きながら死んでいる状態ですね。

内田　あるいはタイムマシーンで二十五世紀の世界に連れて行かれて、周りにいる人たちと言葉もまったく通じないとか、感情も同期しないという場合、自分の気持ちを理解できる人がひとりもいない状況って、生きていても死んでいるのと同じでしょう。

死の認定は「見なし」

岩田　僕らが「ご臨終です」って言っても、厳密には生体は死んでいない。細胞はもちろん生命活動を続けてるんですね。たとえば細胞の中ではタンパク質が作られているとか、ミトコンドリアがATPを作ってるとか。ミクロの世界ではそういう生命維持活動が行われているわけです。だけど、すべての生命維持が終わるまで待つわけにもいかない。あるいは待っていてもあんまり意味もない。だから、死の認定というのはあくまで「見なし」なんです。そこに科学的な正しさを要求すると、ヘンテコなことになると思います。

内田 実際どれくらいかかるんですか？ すべて完全に停止するまでに。

岩田 それは観察したことがないのでわかりませんね。ナチスドイツとか七三一部隊なら、そういうことを実験でやったかもしれませんが。チベットの鳥葬がちょっと近いですが、あれも生体反応の消失を待つ以前に鳥に食べられてしまうからなあ。

鷲田 臨終の後も爪とか毛などは伸びると言いますよね。

岩田 ええ、伸びますね。あと、動くっていいますよね。筋肉が収縮してちょっと動くとか。「あ、おじいちゃん、死んだのに動いた」とか（笑）。内田先生もおっしゃったように、ここで線を引くというようなこと、つまり脳死判定基準を、学者たちが一生懸命論議している。それこそ大脳皮質死を入れるかどうかでさんざんもめたんですけど、ぶっちゃけ、線引きというのはきわめて恣意的なものなんです。それなのに科学的な正当性を主張したり、脳死から戻ってきたというようなアネクドータルなことを、ことさらに強調したりすることに、果たして意味があるのか。それを言うなら、瞳孔が散大していたり心臓が止まっていたりしていても、戻ってくる人はやはりいる。従来の死の基準の正当性も、同じロジックでひっくり返すことができるんです。でも、そんなことを言っていたらきりがないんですね。

「当事者」とは誰か

鷲田　亡くなるのはたしかにご本人だけれども、その「死の当事者」は一体誰なのかというのが問題です。この当事者という言葉は気をつけないといけない。障害の問題やハラスメントの問題、あるいは病にしても死にしても、「当事者」というとその人を単体で孤立させるような見方になってしまう。だけど死にゆく人にとっての当事者って、その人にとっての「大事な人たち」（significant people）はみんな当事者だと僕は思うんです。まずはご本人のニーズを忖度することが重要ですが、ご本人のみならず、家族や、その人を世話している人もみんな当事者に含まれる。だから安楽死を考えるときでも、生命体としての側面だけからは考えられないと思うんですよね。「良い死」っていうのは。

僕はこの間、熊谷晋一郎《くまがやしんいちろう》さん（小児科医。脳性麻痺の障害者でもある）からお話を伺った時、かねがね疑問に思っていたことを訊いたんです。「当事者って、英語でなんて言うんですか？」って。そうしたら、英語でそれにあたる言葉はないんだって。

内田　ステークホルダー（stakeholder）じゃないんですか。

鷲田　ステークホルダーって利害関係から見た当事者でしょ。当事者って、医療だけじゃないですよね。法的な係争においても使われるし、福祉の領域や障害の問題でも使われる。少なくともこの障害の問題に関しては、当事者という言葉を英語でうまく表現することができない。どんな言葉を使っても、誰も納得できない、腑に落ちないそうなんです。それを聞いて僕はへえ、と思った。僕は臨床哲学をやってるから、「現場」っていう言葉をよく使うんですよ。それで熊谷さんに「じゃあ、現場は?」って訊いたら、それもないって言うんですね。サイト(site)とかフィールド(field)とか、いろんな言葉が考えられるけれども、それぞれちょっとニュアンスが違う。たとえばフィールドなら「フィールドワーク」というように、調査の対象になってしまう。日本語では犯行現場とか教育現場とか医療現場というように、領域を超えた強烈な概念として「現場」がありますよね。

内田 現場ってきわめて日本語的な表現ですよね。

鷲田 日本では当事者とか現場という言葉にこんなにリアリティがあるのに、なぜ英語にはこれらにぴったりくる言葉がないのか。

内田 文脈依存的だからでしょうね。当事者も現場も、文脈によってどんどん変わるから。そういう一義的に定義できない言葉を中心的なものにするのは、ギリシャ・ラテンからの伝統ですね(笑)。

鷲田 あちらは、あくまで個別に(individual)考えていくから。

内田 そうやって、なるべく個別化していく。だから、「当事者」みたいに伸縮自在な言葉だと扱いに困るわけでしょう。でも僕らにしてみれば、ものすごくリアリティがありますよね。

鷲田　そうですよ。だから熊谷さんのような障害学の人が英語で論文を書く時にどうしてるんだろうって思ったんです。

内田　僕は「現場」は「フロントライン」って言う。

鷲田　フロントライン……最前線だね（笑）。

内田　そう。最前線（笑）。出来事と人間の世界の最前線、そこで意味が生まれる。一方にはぐちゃぐちゃしたアモルファスな現実があって、他方には人間の構築したコスモロジカルな秩序がある。フロントラインのところでは、この言語化しえないもの、意味を持たない非分節的なカオスを記号的に切り分けてゆく。そうやって少しずつフロンティアを押し広げて、人間の世界を拡大していくこともあれば、逆にアモルファスなものに侵犯されることもある。出たり入ったりですよ。アナログなものとデジタルなものとのインターフェースでの出来事は。

鷲田　「臨界」ですね。

内田　あ、臨界でいいじゃないですか。臨界って英語で何て言うんでしたっけ。

岩田　クリティカル（critical）ですかね。たとえば「クリティカル・モーメント」とか「クリティカル・ゾーン」とか……。

医療の言葉と日常の言葉

鷲田　更年期はクリティカル・ピリオド（critical period）って言うんだったかな。要するに人生のなかで身体ががくんと変わるとき。クリティカル（critical）って、もともと分け目とか分岐点という意味ですから。

岩田　更年期はペリメノポウズ（perimenopause）と言いますね。peri は周辺、menopause は閉経だから閉経前後ということです。更年期障害だと menopausal disorder。

鷲田　えらく即物的ですね（笑）。でも男にも更年期ってあるでしょ。

内田　日本語の更年って、年を改めるってことでしょ。

鷲田　更新するという意味ですよね。更年という文字からは想像しにくいんですが、人生で、大人になるとき、結婚するとき、あるいは定年になるときなどの節目には、人間関係や振る舞いの方式がガラッと変わりますよね。それをクリティカル・ピリオドって言うんじゃないですか。だから更年期も、閉経や女性ホルモンの急激な減少といった狭い意味にとどまらずに、人生の区切りのひとつというような、広い意味に捉えられる気がするんですけど。

岩田　たしかに日本語の更年期と menopause では、微妙に違うような気がしますね。

内田　医療の言語とわれわれ日本人の生活言語との間には、かなり意味のずれがありますね。語義は一部重なっているんだけれど、重なっていない部分がある。辞書的語義は近いのだけれど、一方の用語法に含まれている意味が他方には欠落している。それを混同することで誤解が生じることって、ありますよね。

鷲田　この間岩田さんとも話したけど、その点、ギリシャ語とか古語のほうが語義が広いですよね。病気はパテーマ（pathema）で、これはカラミティ（calamity）あるいはミスフォーチュン（misfortune）、つまり災いや不運という意味ですよ。
岩田　日本の医学用語の多くはドイツからの直輸入ですから、ドイツ医学の概念を伝統的に引いている。最近では、アメリカからのものがほとんどですけど。
内田　病について論じる人たちって、ギリシャ語から引くことが多いですよね。「そもそも病とは」と問題提起して、ギリシャ語には、この語にこんな別の意味があると展開して、おお、なるほどなるほどって納得させる（笑）。
鷲田　僕もよう使うんや（笑）。

医学は幻想を扱う

鷲田　パテーマという言葉はパトス（pathos）から来ているから、パッション（passion）と一緒。古語って勉強になるんですよね。こんな意味の広がりがあったのかと。
内田　その意味の広がりを嬉しがる人と、それを嫌って、できるだけ一義化したがる人と両方いますね。鷲田先生みたいに、ひとつの語の多義的な層を洗い出して、ひとつの概念の領域を拡大して、その中で関係性を探して相互をつないでいくというのは、知性のありようとしては変わってますよ。
鷲田　え、変わってる？

内田　珍しいですよ。当事者の頭数を増やしてゆくんですから。ふつうの自然科学では、できるだけ関係性を切っていって、一意的でソリッドな単体に還元して、それを処理しようとするでしょ。

鷲田　つまり、われわれは両義性の思考だと。

内田　そうです。でも、この話ができるのは、自然科学の中では医学だけなんですよ。医学ってナマモノを扱っているじゃないですか。人間の身体は、半分ぐらいは意味で編まれてるわけだから。イデオロギーとか信仰とか幻想とか、そういうものが実質的に構成要素になっているわけですよね。プラシーボが効いちゃうんですから。医学というのは自然科学でありながら、人間にとっての意味を扱わざるをえない。

岩田　実際は、両方を扱うのが苦手な人が多いんですよね。えてして医学の世界というのは、極論に走りがちなんです。つまり、ピュアに自然科学で攻める派と、ことさらに自然科学的な見方を否定する派がある。でも本当は、自然科学抜きの医学はありえないですし、自然科学だけの医学もありえない。

鷲田　それはすごく大事なことですね。だいたい文系・理系っていう言い方がおかしいでしょ。文の反対は本来、武なんですから。文も理も、どっちもサイエンスだから、「文理融合」というのは当たり前のこと。わざわざそんなこと言うのはおかしい。

岩田　僕が医学部に入った理由は実はよこしまで、自然科学と社会科学の両方を勉強できるのは、たぶん医学部だけだろうと思ったんですよ。

内田　偉い！　さすが、若い時から頭の冴えてる岩田健太郎くんでした（笑）。

岩田　いや、それは幻想でした（笑）。医学部って、あんまりそういうところではありませんでした。若気の至りで、思い込みに過ぎなかった（笑）。

内田　考えてみたら、僕の親しい自然科学の人たちって、お医者さん多いですからね。

鷲田　ああ、養老孟司さんとか。それから作家には医者が多いですよね。

内田　医者から作家になった人って多いですね。

鷲田　安部公房とか。

岩田　渡辺淳一とか。

内田　北杜夫も、山田風太郎も。

鷲田　それから加賀乙彦。加賀さんは、精神科医として東京拘置所で死刑囚の臨床をした方ですけど、本名の小木貞孝《こぎ》でメルロ＝ポンティの翻訳をしてるんです。『知覚の現象学Ⅰ』（みすず書房、一九六七）を訳してるの。

岩田　こんなことをお二人に申し上げるのは気が引けるんですが、メルロ＝ポンティってすごく医学的ですよね。彼やフーコーの理論には、医学との親和性をすごく感じるんです。

鷲田　彼は生命現象にものすごく関心があったんだと思います。

内田　メルロ＝ポンティは、フランスの思想家の中ではかなり毛色の変わった人ですよ。だから日本人に好まれるんですよ。息子に「めるろ」っていう名前を付ける人がいるぐらいだから（笑）。

岩田　あ、鷲田先生の息子さん！
内田　鷲田先生を筆頭に、日本人はメルロ＝ポンティが大好きなんです。
鷲田　でも、嫌いな人も多いですよ。分析（哲学）の人なんか、大嫌いやもの。あんな曖昧なものって。
内田　かちっとした論理構成で攻める人は、メルロ＝ポンティの思考は嫌いでしょうね。でも、われわれにとっては、メルロ＝ポンティはヨーロッパにおける、たったひとつの取り付く島というか（笑）。この人がいたか！　という存在ですからね。彼の理論は、そのまま日本語に持ってくることができますからね。
鷲田　日本語というのは両義性に満ちている。たとえば「かたる」というのは「語る」であると同時に、「騙る」、つまり嘘をつくことでもあるでしょ。それから「かげ」というのはシャドウであると同時に、星影と言えば光やかたちという意味になる。つまり、シャドウとかたちが一体化したものとして「かげ」という言葉で捉えているわけです。それから「おもて」というのは能ではお面を指すけど、「おもてを上げよ」という場合には素顔ですよね。つまりこれは、仮面と素顔が分化する前のひとつの〈顔〉の現象を指し示しているわけです。だから僕らにしてみると、メルロ＝ポンティは発見的なんですよ。非常に示唆に富んでいる。

時間的な「前後」と空間的な「前後」

岩田　僕には学生の時から、ずっと不思議に思っていることがあるんです。「前」「後ろ」という言葉がありますよね。空間的には当然、前↓後ろの順になる。でも時間的に捉えると前というのは過去で、後ろは未来になるでしょう。だから空間と時間では、順序が逆になる。

鷲田　なるほど。たしかに何分前とか言いますよね。

内田　なるほど。その疑問は初めて聞いた。未来のことを前と言うべきではないかと。

岩田　べきかどうかはわからないんですが、空間と時間では同じ言葉が逆になっている。なぜだろうと思って。

鷲田　それは、ベンヤミンのイメージを使えば一発で説明できますよ。天使は過去のほうを向きながら風によって未来へと飛ばされていく、進歩とはそういうものだと言った（「歴史の概念について」『ベンヤミン・コレクション〈1〉近代の意味』浅井健二郎・久保哲司訳、ちくま学芸文庫、一九九五）。近現代人は苛烈な経済競争のなかで、いつも次の流行やトレンドを読み取ろうと未来のほうばかり見ているけれど、本来人に見えるのは過去の出来事、未来は背後にあって何が起こるか予測がつかないものです。

内田　それはすごくわかりやすい喩《たと》えですね。

鷲田　だから、過去から目をそらすことはできないと。パウル・クレーが「新しい天使《アンゲルス・ノーヴス》」という絵を描いていて、それについてベンヤミンが語った箴言ふうの文章です。彼はその絵を気に入って、いつも手元に置いていた。

岩田　英語だと時間は **before** と **after**、空間は **front** と **back** になるから、全然問題ないんですよね。

内田　言葉が違いますからね。日本語だけは前、後ろという言葉を時間にも空間にも使う。

岩田　だから時間と空間で、一見概念が逆のように見えるんですよね。

内田　それは面白いな。今度、何かアイデアを考える時の宿題にしておきます。

岩田　心臓には前負荷と後負荷というものがあるんですよ。さっきも言ったように、心臓に血液が流れてくると、心臓が収縮して血液を前に送り出す。その量が多くて後ろに水が溜まり過ぎることを「前負荷が上がる」って言うんです。心臓の後ろには肺がありますから、肺に水が溜まって息ができなくなる。いっぽう「後負荷」は、いわば動脈硬化です。前方にある血管が詰まる。つまり動脈硬化が進むと、ちょうど水鉄砲の穴が小さくなったような感じで、いくら心臓で押し出そうとしても水が出てこなくなる。すると、血圧が高くなる。英語では前負荷を **preload**、後負荷を **afterload** と言います。これは「心臓に血液が戻ってくる前・後」という意味合いです。ところが日本語では、前負荷では後方にある肺が問題となり、後負荷では前方にある血管が問題となる。日本語と英語で前後があべこべになっていることに、僕はすごく違和感を覚えたんですが、それを友だちに言ったら「お前、何バカなこと言ってるの?」って笑われました（笑）。

よく考えてみたら、過去のことなのに「ちょっと前」と言うのは変ですよね。

鷲田　でも英語のプレ（pre）やラテン語のプロ（pro）は、日本語で言うところの前と先の両方を意味しますよね。「前傾姿勢」の「前」でもあるけど、同時に「前もって」という意味でもある。たとえばプログレス（progress）は進歩で「前方に」進む、プログラム（program）は「あらかじめ先に」書く。これも難しいですね。

岩田　pre と pro って語源が同じなんですか。

鷲田　そうです。ラテン語の prae/pro ともに「前」と「先」を意味する前置詞です。接頭辞としても使われます。

岩田　そういえば、医学用語の「予後」（患者の将来予測）は英語ではプログノーシス（prognosis）です。gnosis は「知る」なので、「前もって知っておく」という意味でしょうか。プロシージャー（procedure：手技）、プロブレム（problem：問題）……医学用語はこういうのに満ち満ちています。ということは、英語でも何かになりきっていない状態は過去と捉えるんですね。何かになるちょっと前ということで。

鷲田　時間的に「まだなっていない」という意味では先になる。難しいですね。時間と空間で前と後ろがあべこべになるなんて、考えたことがなかったな。

岩田　さっき出てきた死の瞬間という問題にも、そういう時間の正体が絡んできますよね。

内田　やっぱり時間論なんですね。

物理時間としての「今」と行為としての「今」

鷲田　こう考えられないかな。いわゆる日常言語で言う「今」と、客観的かつ科学的に計測される時間としての「今」というのは全然違う。後者ではある種、微分のリミットみたいなものを考えている。だから今と言った瞬間にもう今ではなくなる。要するに幅のない点（極限）を表すんだけど、日常では全然そんなことないですよね。たとえば電話で「今何してんの？」って聞かれたら「飯食ってるとこや」とか平気で答える。

内田　食ってないじゃないか（笑）。

鷲田　そうそう、今は食ってない。喋ってるじゃないかと（笑）。でもわれわれは、そんなことを言って怒ったりしませんよね。「今何してるの？」って聞かれて「仕事やってんのや」って言っても、「喋ってるやないか」なんて言わない。だから日本語の「今」というのは、ある意味で言語的な分節ですよね。あるいは行為としての単位というか。

岩田　構築する「今」というか。

鷲田　区切りですよね。振る舞いをどう区切ってるかという話。

岩田　区切ってないのかもしれないですね、もしかしたら。

内田　フランス語で「今」というのはマントナン（maintenant）ですよね。main（手）とtenant（摑む）の合成語なんです。

鷲田　面白いね。なんでそう言うのかな。「今、手にしている」いう感じ？

内田　なんでしょうね。とりあえず手が届くところにあって摑めるもの、という漠然とした時間の捉えかたをしているんでしょうね。時間が流れていく中で、とりあえず手に届く範囲、それが「今」である、と。ああ、手から離れちゃったっていうと過去になる。自分の手が届かないものは「未来」。手が届くならまだ起きていないことでも「今」に数え入れてもいい。だから、「今行くよ」ってよく言うじゃないですか。

鷲田　「今行くよ」って、行為自体は現在じゃないですもんね。

内田　フランス語には半過去（**imparfait**）という時制があるんです。これは「未完了」ということで、過去とは違うんです。現在や未来にも使うことができる。たとえば「なにやってんの？」と訊かれたとき **Je sortais** という言い方があるんですけれど、これは「今出かけるところ」なんです。「外に出る（**sortir**）」という動作が始まっているけれど、まだ終わっていない。旦那さんが「行ってきます」と言ったんだけど、靴を履いたり、ドアを開けたりして、まだ玄関にいる。そこにやってきた奥さんが「あんた、まだいたの？」「うん、今行くとこ」というニュアンス。

鷲田　現在の動作なんだけれども、半過去で言うんですね。

内田　そうです。何か買ってくるように頼まれて、「あ、忘れちゃった」という時には **J'ai oublié** と複合過去を使うんですけど、「あ、忘れるところだった」というときには半過去を使って、**J'oubliais** と言うんです。忘れ始めていたが、忘れ終わらなかった。今思い出したから。こういう未完了という動詞概念は、日本語にはないんですよ。

鷲田　それは面白いね。

岩田　英語の現在進行形もそうですよね。アイムカミング（I'm coming：今行くよ）という言い方をしますから。僕は、フランス語の勉強に関しては中途半端なんですが、主観的な意識によって過去と未来の持ち方が変わってくる印象がありますよね。

内田　時間の分節の仕方は、社会集団ごとに違っていますね。中国語には、過去も現在もないわけでしょう。あの人たちには時制がないから、周辺情報で時制を表現する。だから他言語の三倍ぐらいいろんなことを言わないと、未来の話か過去の話かわからないんだっていう話を聞いたことがありますけど（笑）。時間概念って、きわめて文化的な構築物ですよね。

ガイドラインには落とし込めない

鷲田　この「今」という話を持ち出したのは、死の問題においても言えないだろうかと思ったからなんです。これまでは、どの条件が揃ったときを死の瞬間と見るか、という話ばかりしてきている。脳死判定基準にしても、瞳孔が開いたとか息が止まったとか、脳幹が不可逆的に損傷したとか、あるリミットを求めている。それを、ある条件の幅みたいなものをつくって、その範囲内であれば、生体としては動いているけど脳は死んでいるから臓器移植が可能というように、「死」を点として捉えなくなっている。

岩田　ええ。でも難しいですよね。僕は臓器移植を受けた患者と、その臓器を与える立場の脳死患者の両方を見ているから、これはなかなか難しい問題だと思います。あと、さっき当事者についての話が出ましたけど、家族とかコミュニティというのも一筋縄では行かない。一番厄介なのは、突然、普段まったく付き合いのなかった遠い親戚とかがやってきた時です。たとえば、毎日ICUに通って、医療関係者たちと一緒に情報をシェアしてきた脳死患者さんの奥さんが、日ごとにむくむくになっていく旦那さんを見ていて、素人目にもこの人は長くないということを悟る。それで医者とも、「もうそろそろですかね」という話をし始める。これをジャーゴンで「撤退モード」とも言うんですけど、そうやって少しずつ引き算していくわけです。水を減らし、薬をひとつひとつ減らして、痰を減らし、呼吸を楽にしようとする。そこに突然親戚が入ってきて、「おい、何やってるんだ。ちゃんとやれよ」とか言ってきてその場をぶち壊す。

鷲田　ああ、よく聞く話ですね。

岩田　日本だけでなくアメリカにもあって、ニューヨークでは「カリフォルニアの親戚」と呼んでいました。アメリカでは遺産相続の問題があるから、あと三日は生かしておかないといかん、なんていうケースもある。共同体というのもなかなか難しいんですよ。アメリカは個人主義の国だと言うけど、あそこは移民が多くて、特にヒスパニックの人たちは、家族がべったりで結束が強い。親戚が病室に二十人も来て、皆でおいおい泣いたり、わいわいやったりする。むしろ、日本よりもコミュニティが大きいぐらいです。その人たちにああしろこうしろと言われて、医者は翻弄されるんですよ。

内田　でもそうやって翻弄されるほうが、むしろ常識的なかたちなんじゃないですか。死者がなかなか死なないので、皆が困るというのが。それをまったく困らないようにしようとガイドラインを作ること自体に無理があると思うな。そもそも、どんなケースにも対応できるガイドラインなんて作れっこないんですよ。だからそのつど、「いやあ、困りましたねえ」「どうしたらいいんでしょ」「まあ、ケースバイケースで」という感じで考えていくしかないんじゃないかな。医療技術が進歩していくにしたがって、死の概念自体もどんどん変わっていく。それでいいと思うんです。さっきも言った通り、「もう打つ手がない」というところで「死者」として扱われるというルールでやっているわけですから。医療技術の進歩で「打つ手」が増えたら、「死者」カテゴリーが拡大されて、「昔だったら死んでいた人」が「まだ生きている」ことにされた。でも、いくら医療技術が進歩しても、天変地異で病院が停電になったり、ふだん使える医薬品が使えない状況になったら、やっぱり「打つ手がなくなる」から、一週間前だったら「まだ生きている」と判定された人が「もう死んでいる」ことにされたりする。そういう不定形的なものなんですよ。とりあえずは、ひとりの死者をめぐる小さな集団、テンポラリーに形成された集団内部で「だいたいこんなところでよろしいでしょうか」という死についての合意が形成されていけば、それでよしとする、と。それくらいのゆるやかな取り決めでいいんじゃないかな。

岩田　でも外から警察が入ってきたりすれば、川崎協同病院事件のように罪に問われかねない。

ゆるい合意でやるのは無理じゃないでしょうかね。

内田　そこは警察が入る筋じゃないと思いますよ。それを殺人罪というのは、やっぱりおかしい。

医療と司法は本来馴染まない

岩田　基本的に僕も、医療の世界観と警察とか司法の世界観は噛み合わないと思っています。

内田　だいいち、馴染まないですよね。医療裁判というのは、結果的に日本の医療と医療に対する信頼を大きく傷つけている。医療裁判をやればやるほど、医療機関と患者との関係が対立的になってきて、結果的に医療の実効性が低下しているように僕には見えますけどね。

鷲田　それで、医者がコミットする部分がどんどん削られていく。

内田　医療裁判が繰り返されてきた結果、小松秀樹先生が書かれたような「立ち去り型サボタージュ」が出てきましたし。

岩田　裁判って結局、勝ち負けを決める、何が正しくて何が間違っているかを裁定するところですが、医療の世界では、勝ち負けや、正しかったり間違ったりをズバッと言い当てられるものじゃない。それから、何が原因でこうなったのかという因果関係を示すのが司法の基本概念ですけど、人間が何のせいで病気になったとか、一概には言えない。実際には、その人の生活習慣もあるし、その人の遺伝子もあるし、服用していた薬の影響などさまざまな要因が絡み合って、最終的な結果として人間は病気になるわけです。医療の世界において、病気の因果関係を指差すようになると医者が責任転嫁を図ろうとする。するとインフォームド・コンセントという名目で同意書にサインさせる。この検査や投薬や手術をすると、かくかくしかじかの副作用が出る可能性がある。それでもやりますか、と。これはアメリカから入ってきたもので、日本でもずいぶん普及したんですけど、結局のところ医者と患者の関係が悪化しただけだった。よく考えてみれば、書類にサインして人間関係が良好になるなんていうことはありえない。

内田　医療に契約は馴染まないですよ。

岩田　脳死判定基準を作って提示したり、あるいは同意書にサインさせたり。つまり約束事を明文化する。今、尊厳死を法制化しようとする動きがあって、これもまた大もめになっている。とりわけこの動きを懸念しているのが、ALS（amyotrophic lateral sclerosis：筋萎縮性側索硬化症）という難病の患者団体です。内田先生は『聖地巡礼ビギニング』（釈徹宗共著、東京書籍、二〇一三）で、京都にあるALS患者の施設を訪問していますよね。ALSというのは全身の筋力が徐々に弱っていく病気です。進行すると呼吸筋も麻痺するので、人工呼吸器が必要になる。また嚥下も困難になるので、胃に直接栄養を流す胃瘻《いろう》に頼らざるをえない。患者会の人たちは、尊厳死が法制化されて、人工呼吸器を望まない人がマジョリティになると、自分たちが見捨てられるんじゃないかと危惧しています。つまり、人工呼吸器をあきらめる患者が増える。でも彼らは人工呼吸器を外すと死んでしまいますからね。しかも病状が進行すると、意思を伝える術も失われる。ほかにもさまざまな事情があって、患者団体は強く反対しているわけです。

でも、ALSにおける人工呼吸器は、いわば「杖」とか「眼鏡」の延長線上にあると僕は思います。「いわゆる」延命を目的としているというより、支えている「杖」のイメージです。「人工呼吸器か否か」というのは手段と目的の顚倒です。大事なのは、「なんのために人工呼吸器を使うのか」です。もはや延命を望まない患者に、人工呼吸器がたまたまついてしまう（よくあります）。患者も家族も、そして医療側もそれを外したら良いと思っているのに、司法の心ない決まり事がそれを許しません。人工呼吸器をばんばん外せなんて主張じゃないんです。そういう選択肢がまったくないということが問題なんです。僕としては、選択肢というのは一般にあったほうがいいと思うほうです。医療の世界は多様で個別的であり、その個別性に寄り添うためには、選択肢がゼロ、例外は認めない、というアプローチはあまりよくないんです。

鷲田　歯車には遊びの空間（spielraum）が必要だと言いますよね。歯車がうまく回るには隙間が開き過ぎていても、ぴたっと密着しすぎていてもダメ。適当な隙間を作っておかないと、歯車は回らない。医療の措置にも、ある種それに似たものがあってもいいのではないかな。オール・オア・ナッシングで両極端に走るのではなく。なんでもかんでも許容する、あるいは禁じるというのではなくて、ここからここまでは状況次第というように、狭いながらも選択肢がありうるという状態にしておかないと絶対にもたないですよ。

岩田　僕はそれを「のりしろ」と言ってるんです。そういう余剰のようなものを残しておかないと、ちょっとしんどいですよね。脳死判定基準はまさにきっちり厳密でなければいけないと言うけど、そんなことは土台無理なんですよ。それを無理矢理やろうとするから、だんだんギスギスしてきているのではないか。「終末期なんていって、終末期の定義すらしっかりしていないじゃないか」なんてご意見も伺いますが、そういうのは「定義」にはそぐわないと僕は思います。では、定義がなければその概念は存在しないのか。美人、名曲、名作映画……だれもが認めるコンセンサスの「定義」は存在しませんが、たしかに美人もいれば、名曲も存在します。「終末期とは何か」という「定義」は難しい。でも、終末期は確かにあるんです。その終末期をどのように過ごすのか。そのときに患者の個別性が尊重されるべきだ、という話です。

死への準備

鷲田　僕はね、自分が死ぬ時には、いいお医者さんや看護師さんに出会えて、気心の知れたお医者さんや看護師さんに任せて、「あんじょう頼んまっさ」で終われるのが一番いいですけど（笑）。

内田　そのためには、生きているうちにいい医者と友だちになっておかなければいけないですね。

鷲田　こっちもいろいろ力になって、いい関係をつくっておかないとね。

内田　死の準備って、かなり早い段階から始めておかなければいけないと思うんですよ。どういう死に方が一番いいということも一般論としては言い切れないし、どこまで医療が介入すべきで、どこまで自然に任せるべきかということについても明確な線は引けない。その一方で医療技術は日進月歩していくし、他方では社会的な要因から医療環境が劣化することもある。判例も積み上げられていくし。

鷲田　だんだんがんじがらめになっていくねえ。

内田　最終的に僕たちが頼るべきところは市民的常識しかないんじゃないかと思うんです。死にかけている当人、その家族や友人やコミュニティ、医療関係者、そういう人たちによって死につつあるものをハブにして、一時的な医療共同体のようなものが形成される。それは一回的なものでしかないし、一時的なものでなければならないと思うんです。その中で、そのつどの個別的な事情を勘案しつつ、合意を形成していく。大事なのは、どういう合意に達するかよりも、合意形成をなしうる対話的な能力を、その医療共同体の構成員は持たなければならないということだと思うんです。死をめぐる状況はあまりにもひとつひとつが違いすぎるので、一般的なガイドラインが使えない。でも、どんなに特殊な状況であれ、医療共同体成員同士での対話能力さえ担保されていれば、何らかの解決策を見出すことができますから。岩田さんがおっしゃったように『聖地巡礼ビギニング』で、甲谷匡賛《こうたにまさあき》さんというALS患者の方と会ったのですが、彼を中心にして、たしかにひとつの医療共同体、宗教共同体のようなものができていて、それが非常に活発に動いてるんです。彼の身体そのものは病気でかなり侵されているんですけれど、その病んだ身体が統合軸となっていて、彼を虚の中枢とした共同体組織ができている。

鷲田　千石イエスみたいになっている。

内田　ええ。集団としてひとつの生命体を構築している。おそらく彼がいなくなったら、この生命体は自然消滅すると思うんです。ＡＬＳは特殊な状況かもしれませんが、原理的にはそれと同じようなケースがいろいろとありうると思います。そのひとつひとつを網羅的に列挙して、この場合はこう、別の場合はこう、というように、マニュアルのようなものを作ることは不可能です。死については、その時その場にたまたま死者に導かれて出会った人たちが、どのようにして死者をして死なしめるかについて、対話し、合意形成をはかる能力、それを涵養するのが、迂遠なようだけど死についての王道じゃないかと思いますけどね。

専門家の矜持、市民の矜持

鷲田　先ほど、死にゆく患者さんを当事者と見るのか、それともその患者さんに関わりがある人たち、家族に限らず関係するほかの人びとも当事者と見るのかというところにひとつ選択があると言ったけれど、もうひとつ、そこでお医者さんが二者択一になってはいけないということがある。「ここから先は当事者が決めてください」「これは医者の権限でやります」というような二者択一、つまりインフォームド・コンセントだからといって責任放棄することも、逆に医者が権限を振りかざすこともあってはならない。やはり内田さんがおっしゃったように、市民的常識に委ねて複数の当事者たちが合意形成していく。そこで専門家は、一方的に決定するのではなく、それについて一緒に考える人でないといけない。医療ばかりでなく今の専門家は、たとえば原発にしても、全体を見渡すことができる人がいない。全体が見られないから、「私が責任を取れるのはここまでです」といって撤退する。だけどそうではなく、「私の専門ではないけれども、一緒に考えましょう」というのが本当のプロの矜持だと僕は思うんですけど。

内田　そうです。そして市民の矜持もあると思う。さっき岩田先生が言っていた、遠い親戚がいきなり病院にやってきて口出しするような場合、そこで「今頃のこのこやって来て、何を言うんだ。出て行きなさい！」と言うのは医者や病院職員ではなく家族ですよね。家族が「あんた、だまんなさい！」って一喝しなきゃいけない。でも、今は国民的レベルで市民的成熟が損なわれているせいで、もう常識を通すということができなくなっている。だから、当事者の一部と医療関係者がガチンコで衝突することになる。本来なら、そこで緩衝剤の役割を果たすのは、親族なんですよ。きっぱりと言える人が、患者の傍らにいなければならない。

鷲田　やっぱり「おばちゃん」が必要なんや（笑）。

岩田　「責任者を出せ！」とわめく患者さんのところに、「はい私が」って出て行くことがときどきあるんです。そこでお叱りを受けるんですけど、そういう時は基本的に黙って話を聞き続けて、訊かれたことには答える。そうやっているうちに、隣にいる家族が「まあまあ落ち着いて。あなた、そこまで言うのは言い過ぎよ」って言ってくれるのを待つんです。間違っても、こっちから「まあまあ」と言ってはいけない。それは火に油を注ぐだけですね。テクニカルなことは説明しますが、最終的には、家族のほうからそういう声がかかるのをひたすら待つ。そうしたら、だいたい終わります。家族からそういう声がかかったときが、だいたい落としどころになるんです。

市民社会は相互依存

鷲田　内田さんはかねがね、教育に市場原理が入ったら教育は壊れると言ってこられましたよね。医療の世界も、それとまったく同じだと思うんです。医療サービスも消費だと言ってしまうと、市民のほうもサービス料をきちんと払っているんだから、自分には落ち度がないぞって居直って、クレーマーになる。クレーマーというのは一種の幼児性の表れですからね。自分は決して責任を負わない。

岩田　病院の居直りもあるんですよね。「合意書には、手術を受けたらこういう合併症が何パーセントの確率で出ると書いてあるでしょ。あなた、合意書にサインしたでしょう」と言って責任逃れしようとする。

内田　ギスギスしますな。どんなに小さな集団でも、その中には病んだ人、傷ついた人を癒す部門、幼い子どもたちに生きる術を教える部門、集団の起源とその召命について物語る部門の三つの柱が絶対に必要なんです。そういうものがないと、集団は存続できない。医療、教育、宗教、芸能というのが、これに相当すると僕は思っているんです。集団内部での分業体制です。具合の悪い人を治すのが得意だという人は医療部門を担当する。教えるのが好きな人は教育部門を担当する。われわれの集団はいかにあるべきかというような物語を考えるのが好きな人は芸能部門を担当する。そういうお互いにお世話し合う、インターディペンデンス（interdependence：相互依存）な関係の中でやりとりされているのは教育商品でも医療商品でも芸能商品でもなく、お互いのお互いに対する相互依存なんだと思うんです。市民たちにそのことの基礎的な理解がきちんとできていれば、売り手と買い手の間での商品の売り買いという市場感覚をそういうことに適用することはなくなるはずなんです。でも、今医療だけではなく、学校教育でも、宗教でも、起きていることですよね。自分はこの集団の一部分であり、自分には自分に負託された仕事があるというふうにもう考えていない。必要なものは全部商品だから金で買える、だから自分の仕事は「できるだけ費用対効果のよいやり方で金を稼ぐことだ」と信じている。そんなのばかりになった。これは医療制度の問題というよりは、市民の成熟度の問題ですよ。日本人がどんどんバカになっているということなんですから。

岩田　いやあ、やっぱりいいことおっしゃいますね（笑）。先ほど鷲田先生が、全体を見通すプロフェッショナルの姿、それがいないとおっしゃっていましたけど、僕の夢はまさにそれなんです。イギリスの生物学者で元祖ダーウィニストであるハクスリーの言葉で「何かについてのすべて、すべてについての何かを学ぼうとしなさい（Try to learn something about everything and everything about something.）」というのがありますよね。

内田　everythingについてsomethingを知っていて、somethingについてはeverythingを知っている。それが専門家の矜持だと。

岩田　自分もそうありたいなと思いつつ、どちらもできていないんですけど。そういう広い視野と特化した専門性の両義性みたいなものを持てたらいいなと。

鷲田　博士号というのも、もともとそういうものなんですね。博士とは本来、この領域のことだったら自分は何でも知っているということではない。「博」は「あまねく」「知識が広い」という意味ですから、何かあることを解決するためのスタイルや方法を持っているということなんです。つまり、今はこの領域のプロフェッショナルだけど、まったく違う領域で働いても、何らかのかたちで貢献できる潜在的能力を持っているというのが本当の博士です。

内田　僕の専門家の定義は、「非専門家に自分の専門領域のことを説明できる」ということなんです。専門家というのは、まさに専門家であるがゆえに、自分の専門外のことはよく知らないし、できない。だから、他の専門家とコラボレーションする以外に役に立ちようがない。

鷲田　自分のアイデアを生かすことすらできませんね。

内田　自分のアイデアを実現するためには、どうしても他の専門家とのコラボレーションが必要となる。だから、自分の専門が何であって、他の専門性とどうつなぐことができるのかをいつも考えていなければならない。

鷲田　そこでは誘惑術が大事ですね。誘惑というのは、相手をその気にさせるということです（笑）。助けてやろう、いっちょ噛んでやろうという気にさせないと。

内田　専門家がsomethingについてのeverythingを知っているのは当たり前のことでしょう。それよりも、everythingについてsomethingを知っていることのほうが大事なことのような気がするんです。
岩田　それはずっと難しいですけどね。
内田　僕は自分の専門に関してはあまりよく知らないんだけど、その代わりいろんな専門分野のことについて少しずつ知っている。浅く広いという点については、かなり自信がありますね。
岩田　『街場の〇〇論』の〇〇に何を当てはめても書けるという（笑）。

介護職の危機

鷲田　ケアの場面でもそうなんですよ。障害者の人は、頼める人がたくさんいる人が一番強い。社会生活力の強い障害者には、いつでも必要なことを頼める人がたくさんいる。つまり、彼らは自力でそれを増やしたわけです。一方で弱い障害者の人には、家族か介護スタッフしか助けてくれる人がいない。先ほどの熊谷さんにもその話をしました。すると、「そうなんですよ。でも最近は、障害者の人よりも障害者のケアをするスタッフのほうが危機的な状況に置かれていて。彼らには、助けてくれる人がいませんから」という答えが返ってきて驚きました。障害者にはいろんな面で助けてくれる人がいる。けれども介護スタッフというのは労働環境がとにかく劣悪でしょう。苛酷な労働環境なのに給料は安いし。しかも、やめたところで次に転職する先も見つからない。そういう時に支えてくれる人が、むしろ障害者よりも少ないと。
岩田　今、外来に来て体調不良を訴えているのは、主にＳＥ（システムエンジニア）と介護職ですね。この二職種はすごく病んでいる人が多いです。彼らはすごく体調が悪いにもかかわらず、忙しくて外来に来られない。「また来週来てくださいね」と言っても、「来週は忙しいので無理です」って。SEはとにかく激務で、ブラック企業だと夜中でもすぐに来いと言われたりする。介護職も慢性的な人手不足で休めない。

内田　なんでなんだろう。

岩田　代わりがいない。要するになり手がいないんですね。このご時世にあって、介護職だけは売り手市場でしょう。若者も、介護職を志せば絶対に職に困らないと思うんだけど、離職率が高くて定着率が低い。

鷲田　介護スタッフは障害者を助けているのに、自分を助けてくれる人が少ないという現実は重いですね。相互依存どころか、彼らの依存は一方通行なのですから。

岩田　今は、看護師ですら大変です。看護師のほうが介護職よりも給料はいいけど、それでも離職率は高い。介護職は、それよりもはるかに苛酷な状況で仕事をしているわけですからね。彼らの多くは心身ともに相当病んでいる。

内田　彼らがヘルパーという職業を選ぶのは、もしかすると自分自身が「十分にヘルプされていない」という感覚があるからじゃないかな。友だちがたくさんいて、そういう人たちと面倒をかけたり、かけられたりして忙しい人って、なかなか介護の仕事には入れないと思うんです。ヘルパーというのはたしかに需要がある仕事ですけれど、雇用条件がひどく悪い。あえてそれを選ぶときに、自分が就くべき職業について十分な下調べをしたり、専門家からの示唆を得ていたのか。なんとなく、「周囲の反対を押し切って」というタイプの職業選択が多いような気がしますけど。

岩田　最初は誰もが、介護の仕事に理想を抱いている。人を助ける仕事ですから。でも、現実があまりにも厳しいいんですよね。そして意外に感謝されない。

内田　あまり感謝されないんですか。そこかな、最大の問題は。

「ありがとう」は祝福の言葉

岩田　日本のカスタマーサービスは世界一だけど、お客さんの態度の質は世界でもかなり低いほうだと思うんです。おそらく世界でも、下から数えたほうが早いぐらいでしょうね。たとえばレストランで何か持ってきてもらったとき、海外の人たちはすぐに「ありがとう」って言うんだけど、日本の客って、めちゃくちゃ偉そうにしてるでしょう（笑）。おしぼり持って来いよ、みたいな感じで。先生方を前にしてこんなことを言うのは失礼ですけど、特に団塊の世代周辺の男性の若い女性に対する態度ってひどいですよね。

内田　団塊世代もだけど、五十代もひどいですよ。

岩田　バブルの頃に命令し慣れているから。新幹線に乗ると、車内販売の人に横柄な態度を取るのは、だいたい五十代、六十代の男性ですよ。傍から見てて、すごく苦々しい気持ちになります。そこで感謝の気持ちを言えればいいのに。ただ「ありがとう」と言えばいいだけなんですから。

鷲田　僕なんか、「ありがとう」言いまくってますよ（笑）。

内田　ずっとSEをやっていたある若者が、鬱になって離職して、ボロボロの状態で僕の道場に入ってきた。合気道をやっているうちにだんだん心身ともに回復してきて、それから猛勉強して国立大学の医学部に入って医者になったんですよ。彼は非常に能力が高かったから、SEのときもスタンドアローンでずっと仕事をしていた。上司も同僚も部下もいないような状態ですね。そうやってモジュール化された仕事を毎日黙々とこなし、能率よく仕事が終えれば早く帰れる。でもある時、自分は誰からも「ありがとう」と言われない仕事をしていることに気がついた。みんなが二週間かかる仕事を十日で仕上げて納品しても、クライアントは手を握って喜んでくれるわけじゃない。また次の仕事が前倒しで入るだけなんです。彼はそれに耐えられなかったんですね。それで「私はありがとうと言われる仕事に就きたい」ということで、医者を志したんです。

岩田　最近は医者も「ありがとう」なんて言われないですよ（笑）。

内田　「ありがとう」というのは、「あなたにはぜひこれからも長くこの世にいて欲しい」という健康と長生を願う祝福の言葉なんです。人間はそういう祝福の言葉を定期的に受け取らないと生きていけないものなんですよ。

鷲田　客を迎える時には絶対に必要なことですよ。「よう来てくれた。来てくれてありがとう」と言わないと。お役所がダメなのはそれがないんですよ。

内田　役所の窓口で？　「いらっしゃいまし」って？（笑）。

鷲田　さすがに、それは言わなくてもいいと思うけど（笑）。でも、役所に限らず国立大学とか図書館とか公立病院とか、公的な機関の職員は、みんなふんぞり返ってる。

岩田　うちの母親が僕に要求したのはただひとつ、「ありがとう」と「ごめんなさい」が言える人間になりなさいということでした。役所の人って、どちらも言えないですよね。

鷲田　「いらっしゃ〜い」って出迎えたらいい（笑）。僕が今いるせんだいメディアテークでも、口を酸っぱくしてそういうことを言ってるんです。全然知らない人でもふらっと入ってきたら、商売人みたいに「まいど！」とは言わないにしても「よく来てくれました」と言いましょう、と。とにかく現代人にはホスピタリティというものが欠如している。愛想、愛嬌に欠ける。すっと"Can I help you?"と言えない。

岩田　国立大学病院の受付も愛想がないから……。僕は一般病院から異動したので、当初はかなり文句を言いました。失礼のない電話の出方とか。うちの秘書さんが元ホテル勤務だったので、ホテルでの接遇をレクチャーしてもらったりしました。

鷲田　まあ国立大学の職員の場合、仕方がなかったところもあるんですけどね。僕は産学連携に関して、大学は企業だけでなく、地域や市民とも、もっと連携していくべきではないかと提案した。いわゆる「社学連携」ですね。それで商店街の人たちといろんな連携事業を行ったんですけど、その時に大学の事務の人が、いやに固くなってるんですよ。僕が「どうしたの？」と声をかけたら、「今まで社会といったら、業者さんとしか付き合いがなかったから」って。大学の近隣住民と喋ったことがなかった。業者さんには、こちらが仕事をあげているぶん立場が上だから、常に上から目線で喋る。国立大学が法人化したとき、ここから変えなければいけないのかと半ば途方に暮れました。

岩田　僕も受付の人に指導してますよ。電話の応対の仕方とか、「お待たせ致しました」って言うだけで全然違うとか。だから今では、外来改善部会の責任者です（笑）。外来で「無理です」「ダメです」「やりません」と言うのをやめるとか。やってみて「ダメでした」なら仕方ないけど、最初からいきなり「無理です」って言わないでほしいとか。そういうことをずっとやってます。

「患者様」は大不評

鷲田　患者のことを「患者様」と呼ぶのは、思いのほか不評だったみたいですね。あれ、言われた患者のほうは腹が立つみたい（笑）。

岩田　あれはやめようという話になりました。あまりにもバカバカしいので（笑）。

鷲田　信州のある病院では、「さん様検討委員会」というのをつくった（笑）。患者「様」が案外評判悪かったので、「さん」に戻したほうがいいんじゃないかって。

岩田　うちにも通知が来ましたよ。「この間まで患者様にしていましたが、これからは患者さんに戻します。何月何日　病院長」って（笑）。

内田　あれは厚労省が指示したんでしょう。ある大学の看護学部に行ったら、壁に「患者様と呼びましょう」という貼り紙がしてあったんです。「何これ?」って訊いたら、厚労省から通達が来て、「これからは患者様と呼べ」といきなり言ってきたから、こういうスローガンを掲げているんだって。でも、患者様と呼ぶようになってから、病院が劇的に変化したと言うんです。「何が起こったんですか?」って訊いたら「院内規則を守らない、看護師に暴力をふるう、入院費を払わない患者が増えた」って(笑)。これは「患者様」のせいで、医療が売り手と買い手の商取引の場になったということです。消費者マインドで病院に来るわけですから、消費者の最優先課題は「できるだけ少ない代価で、できるだけ価値のある医療を受けること」になる。医師や看護師に敬意を示したり、病院規則を守ったりするのは、消費者である患者からすれば「支払い」に等しいわけです。そういう「出費」を最少化することが消費者の義務なんだから、看護師に暴言を吐いたり、入院費を踏み倒したりするのは、消費者としてはある意味「合理的な」行動なんです。市場原理を医療や教育に持ち込んだら、システムそのものが原理的に瓦解するということに、どうして行政の人たちは気づかないんでしょうね。

岩田　かつて病院の守衛というのは、リタイアした人でもできる仕事だったんです。僕が以前勤めていた病院では、守衛はちょっと一杯引っかけてきた人でもできるような感じだった。受付にただ座っていて、たまに道を聞かれるぐらいですから。でも今の守衛は、急に暴れ出した患者さんを取り押さえるぐらいの能力がないとダメです。今は病院の警備がかなり大変になってきていて、普通のおじさんではできない仕事になってきてるんですよ。アメリカ化している。アメリカのホスピタル・セキュリティは、拳銃や手錠を持っていますから。

鷲田・内田　ええ？

岩田　僕はハーレムの近くにある病院に勤めてたんです。セントルークス・ルーズベルト病院といって、二つの病院、一つの経営母体でした。そのセントルークスの方がハーレム近くにあり、ルーズベルトの方はダコタハウスの近くにあります。後者はジョン・レノンが撃たれて運ばれた病院なんですけど。

内田　えっ！　そうなの？

鷲田　それでその病院を選んだの？

岩田　それを知ったのは後のことなんですが。とにかくニューヨークの患者さんは世界一タフな患者さんなんです。いろんな患者さんが来るんですよ。銃を持っている人や薬でラリッてる人もたくさん来ます。なにしろとんでもない暴れ方をしますからね。ホスピタル・セキュリティもまるでＮＹＰＤ（ニューヨーク市警察）ですよ。今の日本の病院の守衛も、屈強できびきび動ける人でないと務まらない。本当は、守衛のおじさんはほとんど仕事しなくていいというのが一番いいんですけどね。

鷲田　どうして暴れるんですか。

岩田　これは日本での話ですが、ある患者が突然「こんなに待ってるのに、まだ診てくれないのはどういうことだ！」と言って受付で暴れだした。看護師さんを怒鳴りつけるので、僕が出て行って「もう少しお待ち下さい。今、別の患者さんを診てますので」と言った。そうしたら「別の患者じゃなくて、俺を診ろ！」と言って、今度は僕に攻撃的なことを言ってきた。ほかの患者さんたちはそれを取り巻いて見ていて、僕はひたすらなだめようとしたんです。そこに警備がやってきたんですが、それがよぼよぼしたおじいさん（笑）。僕の後ろをうろうろしているだけなんです。その時は、さすがにも僕も「警備を強化しましょう」って言いましたね。僕が対応するのはいやだもの（笑）。まあ、半分は自分たちがそういう状況を招いた部分もあるんですけど。医者が昔のお巡りさんみたいに「おい、こら！」って言って威張っていた時代の反動が来ている。

内田　医者って、そんなに威張ってましたっけ？

岩田　昔は威張ってましたよ。

内田　僕が子どもの頃の町医者って、往診してくれましたけど。

鷲田　昔はね。町のお医者さんは、往診が当たり前だった。

岩田　町医者はそれで生計を立てなければいけないから、わりと愛想がいいんです。病院のお医者さんは給料制なので、愛想が良くても悪くても給料は変わらないんですよね。

内田　僕らが普段用事があるのは、ほとんど町医者でしたからね。

岩田　町のお医者さんは今でもたいてい愛想がいいんですけど、病院の医者には、ときどききわめて愛想の悪い人がいますね。わざと愛想悪くしてる人もいるんですよ。患者が集まりすぎるとしんどいから、ちょっと嫌われているぐらいがちょうどいいと思ってる人がいる。

医者の能力

岩田　さっき対話能力が大事だという話が出ましたけど、お医者さんには人の話を聞くのが苦手な人がいっぱいいいますね。本当は、一番必要な能力なんですけど。今はあまり言わなくなりましたが、ムンテラ（ムントテラピー：Mundtherapie）といって、患者さんに病状や治療の方法などを説明するのですが、五年目ぐらいの若手の医者が患者さんと対面すると、患者さんにずーっと説明してしまうんですすよ。今こういう状態だから、こういう検査をやって、それから治療をこうやって……といった具合に。九割ぐらいは医者のほうが喋っていて、患者さんは黙って聞いている。本当は患者さんのほうがたくさん質問して、医者がそれに答えるぐらいのほうがいい関係ができるので、「患者さんの話をもっと聞くようにしたほうがいいよ。九割ぐらい自分が聞き手に回ったほうが、うまくいくことが多いから」ってアドバイスするんですが、たいていは医者が説明するほうに回ってしまう。第三者的に傍から見ていても、患者さんに伝わっていないことがわかるんですよ。専門用語をちりばめると、患者さんは聞いてないですから。実際に、あとで「お医者さんはどんな話をしてましたか？」って訊いても、一割ぐらいしか再現できないそうです。

鷲田　今の医者は早口ですからね。

岩田　僕も人のことは言えない（笑）。

鷲田　うちの家内が歯医者さんに行って、口を開けて治療されている状態で「あ、ここからは保険が利きませんけど、よろしいですか」って言われたらしい（笑）。イエスもノーも言えないじゃないですか（笑）。

内田　歯医者が一番ひどいですよ、説明責任に関しては。だって会話ができないんだから（笑）。

鷲田　こっちは意思表示できない（笑）。

内田　この間歯医者に行ったら、「この上のところ、だいぶ傷んでますね。今日は応急手当をしておきますから、今度いらしたときに切開しましょう」って言われて、「はあ。じゃそれでお願いします」って言って治療が始まったんですけど、しばらくしたらウィーーン、ガガガガ！って、すごい音。痛いなあと思って、あとで助手の女の子に「先生、何したの？」って訊いたら、「ウチダさんの口の中を見ているうちに急に気が変わって、今日やることにしたみたいです」って（笑）。

鷲田　内田さんは、治療中に寝てはるから。

内田　いや、さすがにその時はびっくりして起きましたよ（笑）。

鷲田　おかしいよ。歯の治療をしてもらいながら寝られるなんて（笑）。なんでそんなことができるんですか。僕なんてがちがちになってますよ。

内田　痛みの回路を切っちゃうんです。

岩田　歯医者さんと患者さんには、圧倒的な上下関係ができますね。生かすも殺すもオレ次第（笑）。

内田　ちょっとドリルを横にずらされたら、終わりですからね。

鷲田　内田さんがかかっている歯医者さんは、どっち向きに治療しますか。僕が単身赴任していた時にかかっていた歯科では、僕が診察台に乗ると、頭のてっぺんからお医者さんが顔を出すんですよ。だから道で会っても、お互いにわからない。互いに顔を反対向きに見てるから（笑）。顔って、反対から見るとわからないでしょう。さらに、お医者さんはマスクをしてるから、僕のほうは顔を見てもわからない（笑）。次に行った時、「ひょっとしたらあそこで会ったの先生だったのかもしれませんが」って言ったら、「鷲田さんも、笑ってくれたらわかったのに」って（笑）。歯が見えますからね（笑）。

岩田　歯で個体識別する（笑）。整形外科のお医者さんがそうですよ。僕が最初に勤めて研修した病院は野戦病院みたいなところで、整形外科だけで百人ぐらい入院していたんです。主に骨折なんですけどね。それだけの人がいるから、回診しても先生は患者さんの顔なんて憶えていない。けれどもレントゲンは憶えてる（笑）。百人の入院患者全員のものを寸分違わず憶えていて。

鷲田　へえ！　すごい能力だねぇ。

岩田　ええ。だから回診している時でも「ああ、あの骨の人ね」とか言って（笑）。あれは感心しましたね。だから歯医者でも、歯を見ただけで「ああ、あの人だ」ってわかるんでしょうね。

内田　岩田先生はこの前、数値を見て患者の状態がわかるって言ってましたね。

岩田　ええ。ただ医療における数字っていうのは連続変数なので、良い／悪いっていう切り方ができないんですよ。まあ良い、とことん良い、ちょっと悪い、めっちゃ悪いっていうグラデーションですよね。血圧でも二一〇はめっちゃ悪いし、一三八だったらまあまあかなという感じで、良い／悪いという二元論の世界ではないんですよ。その間は緩やかに推移していく。「ここからは高血圧」というような基準を作ることによって二元論的になってしまうのは、本当はよくないと思うんです。脳死の基準と一緒で、ガイドラインには馴染まない。でも新米の医者だとガイドラインに頼らざるをえないから、ちょっとでも基準を超えていると高血圧にしてしまう。実は医学は今、ベイズの定理とか、カテゴリー化というダイコトマス（dichotomous：二項対立）な世界観に依存していて、統計学的な解析もすべてプラスマイナスで捉えてしまっている。だから、だんだん目の前で実際に起きていることをうまく説明できなくなってきているんですね。

身体イメージは物理時間に先行する

鷲田　そういえば内田さん、「時間論」書いてはるの？

内田　書く書くと言いながら、さっぱり書かないですね（笑）。鷲田先生の「所有論」は？

鷲田　僕も、全然書いてない（笑）。でも、いろんなことを書きながら、頭の芯には常にそれがあるんです。

内田　それはそうかもしれない。まず自分の解きたい大きなテーマがあって、それに向かう道すがら、いろんなことをやっている。本人にしてみれば、それはあくまで「道すがら」なんだけど、でも、大テーマを書こうと思うことをやめてしまったら、他のものもできなくなるんです。もともと、時間論を書こうと思うのは武道的関心からなんです。武道的な身体技法というのは、ある段階から先に行くと身体というより時間をいじることが主題になる。動きを速くすることには、物理的に限界がありますから。だからどこかの段階で、「時間を先に行く」手立てを考えるようになる。これは可能なんです。

岩田　時間を先に行く？

内田　体験的にわかるんです。ただし、相手を巻き込まないとダメなんです。相手を自分と同じ時間流に乗せてしまって、その中でコントロールする。人間が動かしている身体って、解剖学的実体じゃなくて、ある種の幻想なんです。自分の身体イメージというのがあって、自分の身体はこういうふうに動いてるんだって思い込んでいる。というか、そういう先行的な身体イメージがないと運動ってできないんです。身体イメージのほうが実際の運動よりも時間的にも空間的にもちょっと先行している。たとえば水の入ったコップを摑もうと手を伸ばすとき、指が実際に触れるより先に、指のイメージはすでにそれに触れている。仮想的に対象に触れていないと、最適動線をたどって、最適なタイミングで、最適な握力で、最適な指の絡み方でコップに手が回るという動作はできないんですよ。実際には、現物に触れるよりもかなり手前から対象に触っているんです。そして、その仮想的に描かれた動線をなぞるように、身体の本体の方がそれをトレースして進む。身体イメージはある種の実体なんです。それなりの密度があり、粘り気がある。合気道の稽古では相手の身体の本体に触れるより先に、身体イメージに触れる。それを制御することって技術的に可能なんです。相手が「これが自分の身体だ」と思い込んでいる身体イメージを操作すると、ほんとうに身体がそれに沿って動いてしまう。実際に手に触れなくても、「その人が自分の手だと思っているもの」を操作すると、身体が動く。メルロ＝ポンティの「身体図式」というのは、あれは概念じゃなくて、かなりリアルな実体なんです。

鷲田　ほう！

内田　身体図式って、拡大され、先取りされた自分の仮想的な身体なんです。まだそこには何もないわけで、いわば「これから充塡されてゆくはずの空虚」なんです。これからパレードがあるからというので、警察が交通を止めて道路を空けておくということをやりますよね。その空間には、今のところはまだ何もないんだけれど、しばらくしたら確実にパレードが通過する。そういう空間に類したものなんです。今は無人の空間だけれど、パレードは先駆的な仕方で「そこ」を歩いている。だから、たとえば、道路標識を付け替えたり、警官に嘘の指示を出したりすれば、パレードをあらぬところに導いてゆくことができる。そうですよね。それと似てるんです。本人が自分の身体はこういうかたちをしていて、これからこういう動線をたどって動くと「思い込んでいる」仮想的な動線を制御すると、相手の身体に触らなくても身体を動かせるんです。合気道の創始者である植芝盛平《うえしばもりへい》先生は、本当に相手に触らないで倒すことができた。戦前の映像が残っていますけれど、近づいた弟子が手を伸ばしただけで、まだ触れる前に逆方向に吹き飛ばされている。あれは、どう見ても相手の身体の本体に力を加えて操作しているわけじゃないです。相手の身体イメージをいじっている。自分がこれからこういう動作をするつもりでいるとき、身体は少しだけ時間をフライングしている。身体そのものをいじるのは惰性が強くてけっこう面倒ですけれど、何十分の一秒かフライングして幽体離脱状態になっている「先駆的な身体」の方はわりと可塑的だし、軽いし、透明だし、制御可能なんです。

鷲田　面白いね、それは。

内田　面白いでしょう。まずたしかな身体実感があって、それを言語化しているんですから。こういう時間論って、机に向かって勉強しているだけでは出てこないです。

鷲田　それで女の人でも大男を倒すことができる。

内田　だって実体ないんですから。ただの観念ですから。それに気づいた時、ギリシャ哲学の「形相」と「質料」という概念も、古代ギリシャ人にとってはリアルな身体実感の裏づけがあったんだろうなと思ったんです。まず自分の身体についての透明なイメージ、すなわち形相があって、それとは別に肉とか血とか骨といったぐちゃぐちゃした実質、すなわち質料がある。輪郭のはっきりした身体イメージがないと、人間は自分の身体を制御できないんです。立つとか、座るという動作さえできない。形相というのは、これからこういう姿勢をとるとか、これからこうやって動くというときの「設計図」みたいなものなんです。だから、形相を操作して書き換えると、質料も一緒に変化する。

鷲田　日本では今後、その「質料」という言い方がなくなるんです。新しい「アリストテレス全集」（『新版 アリストテレス全集』岩波書店、二〇一四より）からは、「素材」になる。

内田　えっ、そうなんですか？

鷲田　学会で「ヒューレー」「マテリア」が「質料」というのはちょっとおかしいということになった。

内田　せっかくリアリティがわかってきたのに（笑）。西洋の二元論というのは頭でこしらえた思弁的な思想だと思ってたけど、そうじゃないということがわかりました。人間の頭が考え出す観念というのは、発生的には絶対に何らかの身体実感に支えられているはずなんですよ。当たり前ですよね。どこの世界の人間であっても、動く時にはまず身体図式が先行しているんです。その透明の入れ物の中に、ゼリーみたいなものをじゅるじゅる流し込むような感じで中身が入ってくる。それの連続体として、人間は身体を使っているんです。

鷲田　面白いことに、そういう身体のシェーマがすごく縮小したり、いろんなところに転移したりするでしょう。たとえば子どもが字を覚えるとき、鉛筆で紙に「あ」と書けるようになるまでには半年ぐらいかかる。それなのに、いったんそれができるようになると、あとは何の練習もせずに、黒板に大きくチョークで書くことができる。それだけでなく、足の先で書いたり、腰で書いたりできるようになる。つまり、そのシェーマが身体のさまざまなところに簡単に転移するんです。これはすごい能力だなと思う。

岩田　必ずしも、目で見て覚えるわけじゃないんですよね。

鷲田　ええ。ＡＬＳの人だったら視線で文字を書けるわけですよね。文字盤から文字を選ぶだけじゃなくて、実際に視線が文字をなぞるように書ける。どこかで覚えれば、そのシェーマが一気に身体中に広がって、どこでも書くことができる。これ、ほんとうに不思議ですよね。

内田　シェーマの原形があるんですよね。

鷲田　それが普遍的に変換可能なところがすごいなと思って。

時間をずらす

岩田　僕は日頃、時間のコントロールを目指しているんです。外来の時間って短くて、せいぜい五分くらいじゃないですか。

鷲田　えらいリアルな話になった（笑）。

内田　岩田先生は一秒もムダにしない（笑）。

岩田　いやムダばっかりなんですけど（笑）。短い時間の中で、患者さんが「これは満足した」って、ハッピーに診察が終わるのが理想なんです。お医者さんに言いたいことを言い尽くした、質問もし尽くした。ところが、実際の時間はまだ五分しか経っていない。そういうふうに時間を上手にコントロールする方法があると思うんです。つまり時間の感覚をちょっとずらすということを突き詰めていけば、短くてもリッチな時間を持てるのではないかと。

最近、外来で体調不良を訴える患者さんで、ストレス障害がすごく多いんです。ストレスの多い職場で働いている人は、ちょっとしたトラブルですぐにカッときてしまう。でもそこで、カッとするまでを二秒延ばすだけで全然違う。そうアドバイスすると、患者さんはたいてい「そんなの、私には無理です」って言うんですが、「まあ、そう言わずに二秒だけやってごらん」と。二秒でどれくらいずれるか、ということを患者さんと試みている。一秒とか二秒とかずらし続けることで、体調が変わっていくチャンスがあるんじゃないか。

内田 ずらすというのは、ほんとうに重要なんですよね。さっきも言ったように、僕は歯医者にいるときには、痛みの回路を切っているんです。痛みを感じるのは脳であって、歯そのものが痛いわけじゃない。脳が「ここが痛いよ」と指令を出すから、人間は痛みを感じるんです。この前の岩田先生との対談でお話ししたことなんですけど、僕は人間の身体は二カ所同時には痛くならないということ発見した。

鷲田 ああ、白ワイン飲みながらわさび漬けを食べて、胃痙攣を起こしたという（笑）。

内田 白ワインとわさび漬けって、妙な取り合わせですけど、本当によく合うんですよ（笑）。それで、胃が激痛に襲われているときには、顔が腫れるほどぶつけても気づかなかった。目のまわりには痛みを感じなかったんです。人間はより優先的に手当てを必要としているところだけが痛んで、後回しにしてもいい部位は痛まない。痛みというのは文脈依存的なものなんだということがしみじみわかった。

鷲田　かつてアメリカの歯医者さんの治療法は原始的で、治療しながら患者さんにヘッドフォンでものすごく大きな音をガーッと聞かせる。すると治療中全然痛くないんだそうです。

内田　音でドリルの音が聞こえないから？

鷲田　いえ、そうではなくて、五感の別のところを強烈に刺激すると、痛覚が相対的に減じる。そういう治療法があったそうです。

岩田　聴覚に苦痛を与えると、歯の痛みを感じないと。

内田　痛みも、眠気も、物忘れも、どれも生き延びるための生存戦略ですよね。

鷲田　歯科で歯の痛みの回路を切ってしまうのだとしたら、その代わりにどこかが痛くなるんですか。

内田　どこにも痛みはないんですよ。五感のどこかに刺激を与えるというより、とにかくずらすんです。これも岩田さんと話したことなんだけど。昔、武蔵さんという元K－1の選手と会ったときに、まず「リアルファイトの時って、どのぐらい痛いんですか。その痛みって、どうやってコントロールしているんですか？」って質問したんです。そうしたら彼は即答したんです。「すこし前に殴られた」という話に作り替えるんだって。

鷲田　ほお……。

内田　本当に即答してくれたんです。つまり、時間をちょっとずらすんだって。ちょっと身体の印象を過去に押しやる。今殴られたんだけど、「そういえば、少し前に殴られたなあ」と。そうすると痛みがそれほどまでには切迫してこない。だから、身体を立て直して次の攻撃に入ることができる。やはり格闘技でも時間をいじってるんだなと思いました。時間は脳内現象ですからね。自分と環境との間に起きていることに関しては、そのつど意味を付与しながら解釈しているわけだから、ちょっとずらすことって可能なんです。今起きていることの時間をずらせる。デジャヴ（既視感）も、同じ原理なんじゃないかな。見ておいて、その経験を過去にちょっとずらして、「あれ、これ昔見たことがある」と思うわけでしょ。鷲田先生の発明したデジャヴの逆の概念、なんでしたっけ？　「何度も見てるのに、初めて見るような気がする」という。

鷲田　ヴジャデ（笑）。

内田　そう、ヴジャデ（笑）。環境と人間の間で起きている出来事は大きく変えることはできないけど、ちょっとずらすぐらいのことはできるんです。

岩田　先ほどの、わさび漬けで胃痙攣が起きたとき、そういう二時間ってむちゃくちゃ長いでしょう。痛みで苦しんでいるときって、永遠のように長く感じますよね。

内田　二時間とか、数量化できないんですよ。存在と痛みが一体化しているから。

鷲田　激痛というのは、人を「今」に閉じ込める。つまり、未来や過去という不在に意識をつなげられない状態ですね。だから、人間の尊厳を守るのに緩和ケアが必要になるわけですよ。

岩田　痛みって、本当に病と直結していて。今、痛みで苦しんでいる患者さんがすごく多いんですよ。子宮頸がんワクチンを打った後、副作用として起こる局所疼痛《とうつう》症候群というのが問題になってますよね。あと線維筋痛症とか。痛みで苦しむ病気には原因不明のものが多いんですが、とにかく患者さんの苦しみは計り知れない。

痛みは言語的に編成される

内田 痛みとか歪みは、言語的に編成されている部分がかなりあるでしょう。場合によっては、暗示ひとつで痛みがかなり和らぐんです。三宅安道先生の師匠である池上六朗先生は、ブラジルにいる患者から電話がかかってきて、腰が痛くてたまらない、どうすればいいかと訊かれて、電話で話しているうちに、「もう治ってますよ」って言ったら、患者も「あ、ほんとだ、治ってる」って（笑）。地球の裏側にいる人を治しちゃう。

岩田 それはあぶない話ですか（笑）。

内田 あぶない人、僕の周りにけっこう多いです（笑）。歯医者さんで、治療師でもある人がいるんですけれど、しばらく会っていないのにある時メールが来て、「ウチダさん、左の鼠蹊部《そけいぶ》に詰まりがあるようです」って言うんですよ。で、「念を送っておきましたから」って（笑）。そしたらその二、三日後に、阪大の歯学部出て東京にいる、ぜんぜん関係ない人から「先生の左の鼠蹊部に詰まりがあるようでしたので、念を送っておきました」って（笑）。君たち、裏で話を合わせて、オレをからかっているのかと思いましたよ（笑）。でも、彼らはふたりとも遠隔治療ということを普段からやってるんです。あぶないでしょう（笑）。

池上先生のすごいところは自分がどういう治療をしているのか、よくわからないんだけれど、患者を診るとどうすればいいかわかる。「あ、治った」というのがわかる。池上先生に最初にお会いしたときも、「自分ではどうして自分の治療法が有効なのか、理由がよくわからない。ウチダ先生だったらその理由を言葉にできるかもしれない」って言われたんですね。ウチダならそれらしい理屈を思いつくんじゃないか、と（笑）。

岩田　内田先生に言語化できなかったら、誰も言語化できないでしょうね（笑）。先生の道場では、言葉ひとつでお弟子さんの動きが変わるそうですね。人の動きがひと言で変わる。新しい動きや動作を生み出す言葉があって、先生の「まるで〇〇のように」という喩え、それでガラッと変わる。でも「その〇〇を僕は見たことがない」と。

内田　最近のヒットは「自分がソラマメになった」と仮定する、というやつですね。普通はソラマメが莢《さや》から出てくるんだけど、今日は君たちがソラマメになって、莢の中にきゅっと戻る。そう言ったら、動きがぴたっと決まった（笑）。人間の身体はソラマメじゃないし、だいたいソラマメが莢に潜り込むなんてこと、誰も見たことないはずなのに、そういうふっと思いついた変な比喩ひとつで動きが変わることがあるんです。

鷲田　（坂東）玉三郎さんが同じことを言ってましたね。はらはらと落ちてくる雪を拾うように手を出しなさい、と。

内田　あ、それ僕もあります。雨模様の空のとき、軒下から「もう降り出したかな」って手を出すことがあるでしょ。あのときの手をやってごらんって。わずかな雨粒を感知しようとしたら、掌を敏感にしないといけない。そのためには肘や肩の緊張を取らないといけない。もっと感度をよくしようと思ったら、体軸を中心にして身体を秤のような状態にしないといけない。わずかな入力で身体が反応するように。そしたら、「雨、降り出したかな……」の一言だけでみんなの動きが一変したので、びっくりしました。

岩田　のれんの話もありましたよね。

内田　そう。これもけっこう成功した例ですね。真夏の暑い日。夕方の五時くらい。一日働いて汗びっしょりかいて、さあビール飲もうって居酒屋の縄のれんをくぐるときってあるでしょ。右手はのれんを搔き分けながら、早くビールを飲みたいものだから、右足は既に敷居をまたいでいる。「上げた手を後ろへ下げながら、足だけ前に出す」という動作がなかなかできなかったのに、「ビール飲みたい」だけでできちゃった（笑）。これも自分で言いながら感動した例です。

武術家の甲野《こうの》善紀《よしのり》先生は、技にひとつひとつ名前をつけられるんですが、それがなかなかポエティックなんです。「虎拉《とらひし》ぎ」とか「平蜘蛛《ひらぐも》返し」とか「鶚落《みさごおとし》」とか。かっこいいんです（笑）。僕が稽古のときに使う言葉もわりと詩的ですね。一意的じゃなくて、なんだかその場の空気というか、温度とか湿度とか体感とかが伝わるような言葉というと、詩的言語がいちばん効率的なんですよね。

岩田　これは、先日ご紹介いただいた独立研究者の森田真生さんの受け売りですが、アメリカのホッド・リプソンという人が、ボディ・イメージを持つロボットを作っているそうです。八本脚のクモのような形をしたロボットで、最初は赤ちゃんみたいにバタバタとランダムな動きをしているのですが、遺伝アルゴリズムを使って、だんだん行為との整合性を取っていく。そして、ボディ・イメージが合致すると歩き出すのだそうです。たとえば、脚一本切り落としたりすると、またボディ・イメージを修正して七本で歩く。そういうロボットを作っているんだそうです。

鷲田　メルロ゠ポンティが『行動の構造』(みすず書房、一九六四)で書いているんだけど。昆虫は六本脚でしょ。それを一本もぎ取ると、五本脚でそれまでと全然違う動きをする。もがれた一本の機能を補完するんじゃなくて、システム全体を変えてしまう。五本用のシステムに変えてしまうんだそうです。

岩田　欠損を補うのではないんですね。

「わたし」の根底にあるもの

岩田　痛み体験というのは生活のあらゆるところでネガティヴに働いている。だから、それを取り除くだけでもいろんなことが変わってくる。たとえば、お産ですごい苦痛を味わった人は、その後の回復が遅れるような気がしています。痛み体験がどんどんトラウマになっていく。後々になってボディブローのように効いてくる。その体験が長引けば長引くほど、眠れないとか、食欲がないとか、全身倦怠感とか、さまざまな症状になって現れる。痛みは人間には御しがたいものだと思います。

鷲田　痛みが脳神経自体にダメージを与えるということですか。

岩田　僕は脳の専門家ではないので、詳しいことはよくわからないんですけど。でもおそらく、痛みを感じる部分と他の苦悩を感じる部分が重なっているんじゃないかと思います。

内田　沁みだすんでしょうね。痛みの情報が、脳のほかの部分にも沁みだす。

鷲田　それが身体の不調につながっていく。

内田　幼児期に非常に強い肉体的な苦痛を味わうと、性格が壊れていくんです。身体的な外傷なら、どこかが器質的に変形するはずなのに、身体はそのままで人格が壊れる。

岩田　やはり人格に影響しますね。痛みに苦しんでいる人には特有の人格を伴うことがあります。そういうものが、コミュニケーションのなかで表情などに現われることがあります。

内田　こういう言い方をしていいかどうかわからないんだけれど、「神に見捨てられたような感じ」というのに近いんじゃないかな。「神にまったく見放された状態」（déréliction totale）というのはレヴィナスがアウシュヴィッツ経験をしたユダヤ人について使った言葉なんですけれど、あまりに理不尽なことが長期に、かつ広範囲で行われて、心身の苦痛がある閾値を超えてしまうと、この世にはもう法則も秩序も存在しないという気持ちになる。欲望とか暴力とか、剝き出しのリアリティがランダムに存在していて、それらの全体を制御しているような原理が存在しないという気持ちになる。コスモロジカルな秩序に対する根源的な不信を抱いてしまうと、人間はもう信仰を持てないだけでなく、科学的な推論さえできなくなる。科学的推論というのは、「この一見ランダムに見える現象の背後には数理的な秩序が存在する」という先駆的確信なしには行いえないものですけれど、心身の痛みがある限界を超えると、そういう「世界を整序している法則性」に対する無垢な信頼感が傷つけられるんじゃないでしょうか。

鷲田 僕は、「捨てられた存在」ということが「わたし」というものの成立の一番の基盤にあると、ずっと思ってるんです。

岩田 誰に捨てられるんですか。

鷲田 他者に。特に母に。

岩田 ちょっとよくわからないんですが。

鷲田 人は二回捨てられるんです。一度目は、母子一体だったところから、お母さんの外に出て別の存在になるときです。胎児はお母さんのおなかにいるとき、母親の存在とひとつになっている。たとえば、お母さんが不安にかられて心拍数が上がると、胎児の脈も速くなるといいますね。逆に、お母さんが深い安心感に包まれていれば、胎児も安定する。ところがひとたびこの世界に誕生すると、その絶対的な一体感から引き剝がされるわけです。次は、お母さんの愛情の向かう先が、自分だけではなくなったときです。たとえばきょうだいができると、それまでは全部自分のほうに向いていた母親の愛情がそちらに行ってしまうでしょう。まなざしがきょうだいに向かう。そこで、第三者になるわけです。お母さんのおなかの中にいるうちは母子一体で一人称、そこから外に出れば二人称になる。そして、きょうだいができれば三人称です。この時点で、二度捨てられたことになるわけです。それが「わたし」という存在の基盤にあると思ってるんです。

岩田　うちの長女は今、三人称になったことと葛藤してます（笑）。

内田　第二子にはそういう葛藤がないんですよ。初めから絶えず妨害者がいる。

鷲田　下の子は、上の子がギャーッとか言ってうるさくしてても平気で寝てますからね（笑）。

内田　僕は第二子ですけど、第二子はそもそも幼児期に母子の起源的な一体感というものを経験したことがないんです。いつも兄がいますから。だから、母がいない方がデフォルトだから、母の不在を欠落とは感じない。たまに母を独占できると「ああ、ありがたい」と思う。だから、母からすると、第二子の方が一緒にいて気楽なんじゃないですか。自分といるとただ「ありがたそう」な顔をしているんですから。

「おばさん」的思考？

岩田　でも男と女で、母親との関係性は違いますよね。

鷲田　そりゃ母親と娘との関係は非常に複雑でしょう。まさにアンビヴァレンツ。母親から、正反対のことをいっぺんに要求されるじゃないですか。

内田　お母さんと離れられない女の子って、山のようにいますよ。母と娘の母子癒着は、ほんとうにもう打つ手がないと僕は思いますね。男の子の場合は、とにかく「お母さん大好き」という単純で無邪気な固着でしょ。それを梃子《てこ》にして母親は子供を支配するわけですけれど、女の子の場合はもっと内在的に支配されている。母親がなにごとによらず娘を先回りするんですよ。母を振り切ったと思って、角を曲がったらそこにもう母親が立っている。「あなたが思いつくことなんか、こちらにはすべてお見通しよ」と。母親は娘の欲望を言い当てることができるんです。「そこだけは言わないで」っていうところを狙い澄ましたように言い当てられる。母からの離脱の経路そのものを母親が熟知しているんですから、娘は身動きができなくなってしまう。

鷲田　そりゃ、たいへんだ。

内田　自分は自由に生きているつもりでも、母親の欲望をそれとは知らずに体現している。そういう女の子、本当に多いですよ。当今の日本文学だって、ほとんど母娘ものですし。これは高橋源一郎さんから聞いた話なんですけど、高橋さんは毎年、斎藤美奈子さんと『SIGHT』（ロッキング・オン）誌上でブック・オブ・ザ・イヤーというのを選出してるんだけど、それの二〇一二年版で二人がノミネートした作品がぴったり同じだった。鹿島田真希さんの『冥土めぐり』（河出書房新社）、水村美苗さんの『母の遺産』（新潮社）、赤坂真理さん『東京プリズン』（河出書房新社）。それで二人で「ああ、同じだ」って驚いて、「これ、全部同じ話？」ということでまた驚いて（笑）。全部、娘が母の呪縛からどう逃れるかというのがテーマなんです。

岩田　そうなんですか！

内田　これが現代日本文学の大テーマなんです。外国の文学にはそんなのないですよ。母子癒着からどうやって娘が逃れるかなんて話。でも、ノウハウが知られていないんですよね。母親が娘にかけた呪縛は、父親には解除できないし。

岩田　一方で男の人の場合、結婚すると奥さんにお母さんを求めるパターンが多いような気がするんですけど。お母さんの代わりとしての妻、みたいな感じで。

内田　いけないの？　母感じちゃ（笑）。

鷲田　そんなの、別にいいんじゃない。小学生の女の子にでも母を感じることあるよ（笑）。

内田　僕は自分自身がわりと母親ですね。うちの中でもそうだし、凱風館でも、僕はどちらかというと父じゃなくて母ですね。「凱風館の母」（笑）。

鷲田　やっぱりおばさんや。内田さんの「おばさん」的思考（笑）。

岩田　オチがつきましたね（笑）。今日はいろいろ勉強になりました。ありがとうございました。

（二〇一三年十一月　京都にて）

あとがき

数年前から、内田樹先生には神戸大学病院指導医講習会の講師としておいでいただいています。二〇一四年一月に行われた講習会でも、とてもエキサイティングなお話をいただきました。

一九七〇年代に内田先生は多田宏師範のところに行かれて、合気道をやりたいとおっしゃる。多田師範は動機を尋ねる。すると、多田先生は（当時の）内田先生は（時代の空気もあったのか）「ケンカが強くなりたいんです」と答える。多田先生は「そういう動機で始めてもよい」とおっしゃる。

そして内田先生は、壇上でこうおっしゃったのです。

「多田先生は、イエスと言いながら、同時にノーと言ったんです。そういう動機はダメなのだ。けれども、今はそれでもよいのだ、と」

参加していた会場の医者たちはとてもびっくりしていました。「イエスでありながら、ノー」みたいな話法は、医学の世界にはほとんど登場しないからです。

けれども、こういう「医者が使わないような話法」こそが、今の医療に最も求められているのだと、ここ数年ぼくは思うようになりました。医療従事者ではないからこそ、医療の根源的なところ、複雑で重厚なところが逆説的に俯瞰できる。「イエスでありながら、ノー」と言える。ぼくは医療についてそういう言葉で教えを乞いたいと思いました。そして、教えを乞うなら、鷲田先生と内田先生。このお二人だとすぐに思ったのでした。筑摩書房の磯知七美さんにご相談したら、すぐに「岩田が鷲田・内田両先生に教えを乞う」企画を立ててくださいました。もっとも、多忙な三人を引き合わせる日程調整が難航し、対話が実現するにはとても時間がかかったのですが（磯さん、御苦労おかけしました）、結果として、よかったと思います。

なにがどうよかったのかは、本文をお読みいただくのが一番なのでここではつらつら繰り返しません。とにかく、ぼくはお二人から「ぼくが使わないような言葉、ぼくには思いもつかないような言葉」をたくさん伺い、大いに自分の脳細胞を引っかき回されたのでした。

鷲田先生は、「対話とは、相手を打ち負かすのが目的のディベートとは違い、相手の言葉を受けて自分が変わる覚悟ができているようなコミュニケーションである」とおっしゃっています（『パラレルな知性』晶文社、二〇一三）。自分のささやかな信念とかポリシーなんて、いつだって変えてもよいのだ、という覚悟をもって挑めば、本書はとてもエキサイティングな本になるものと信じます。「おれの信念はてこでも動かせないよ」という方にとっては、本書は「なんだか変な本だなあ。何言ってんの、この人たち」と感じるかもしれません。ぼくの想像だと、どちらかというと医療界（患者含む）には後者の方が多いような気がします。

でも、少数でもよいから（to the happy few）、本書の言葉にカーンと響いてくれる方がいてくだされば、とてもうれしいです。勝海舟と初めて対面した、坂本龍馬のように。

二〇一四年一月　神戸にて

岩田健太郎

内田樹 うちだ・たつる

一九五〇年東京都生まれ。東京大学文学部卒業。東京都立大学大学院人文科学研究科博士課程中退。神戸女学院大学名誉教授、凱風館館長。専門はフランス現代思想、武道論、教育論。著書に『「おじさん」的思考』（角川文庫）、『私家版・ユダヤ文化論』（文春新書）、『街場の教育論』（ミシマ社）、『武道的思考』（筑摩選書）、『修業論』（光文社新書）、『街場の憂国論』（晶文社）、『日本の身体』（新潮社）など多数。

鷲田清一 わしだ・きよかず

一九四九年京都市生まれ。京都大学文学部卒。同大学院文学研究科博士課程修了。大阪大学教授、同総長などを歴任。大谷大学教授、大阪大学名誉教授、せんだいメディアテーク館長。専門は臨床哲学、現象学、倫理学。著書に『モードの迷宮』（ちくま学芸文庫）、『「聴く」ことの力』（阪急コミュニケーションズ）、『「ぐずぐず」の理由』（角川選書）、『〈ひと〉の現象学』（筑摩書房）、『「自由」のすきま』（角川学芸出版）など多数。

岩田健太郎 いわた・けんたろう
一九七一年島根県生まれ。島根医科大学（現・島根大学医学部）卒。米国アルバートアインシュタイン医科大学ベスイスラエル・メディカルセンター、北京インターナショナルSOSクリニック、亀田総合病院勤務などを経て、神戸大学大学院医学研究科微生物感染症学講座感染治療学分野教授。著書に『悪魔の味方』（克誠堂出版）、『感染症外来の事件簿』（医学書院）、『感染症は実在しない』（北大路書房）、『予防接種は「効く」のか？』『1秒もムダに生きない』『99・9％が誤用の抗生物質』（いずれも光文社新書）、『「患者様」が医療を壊す』（新潮選書）『ためらいのリアル医療倫理』（技術評論社）、『主体性は教えられるか』（筑摩選書）、『「リスク」の食べ方』（ちくま新書）、『絶対に、医者に殺されない47の心得』（講談社）など多数がある。

筑摩選書 0092

医療《いりよう》につける薬《くすり》 内田樹《うちだたつる》・鷲田清一《わしだきよかず》に聞く

二〇一四年六月一五日　初版第一刷発行

著　者　岩田健太郎《いわたけんたろう》
発行者　熊沢敏之
発行所　株式会社筑摩書房
東京都台東区蔵前二‐五‐三　郵便番号　一一一‐八七五五
振替　〇〇一六〇‐八‐四一二三
装幀者　神田昇和
印刷 製本　中央精版印刷株式会社

乱丁・落丁本の場合は左記宛にご送付ください。
送料小社負担でお取り替えいたします。
ご注文、お問い合わせも左記へお願いいたします。
筑摩書房サービスセンター
さいたま市北区櫛引町二‐六〇四　〒三三一‐八五〇七　電話　〇四八‐六五一‐〇〇五三
 ISBN978-4-480-01596-9 C0347

筑摩選書
0001
武道的思考
内田 樹

武道は学ぶ人を深い困惑のうちに叩きこむ。あらゆる術は「謎」をはらむがゆえに生産的なのである。今こそわれわれが武道に参照すべき「よく生きる」ためのヒント。

筑摩選書
0003
荘子と遊ぶ
禅的思考の源流へ
玄侑宗久

『荘子』はすこぶる面白い。読んでいると「常識」という桎梏から解放される。それは「心の自由」のための哲学だ。魅力的な言語世界を味わいながら、現代的な解釈を試みる。

筑摩選書
0004
現代文学論争
小谷野 敦

かつて「論争」がジャーナリズムの華だった時代があった。本書は、臼井吉見『近代文学論争』の後を受け、主として七〇年以降の論争を取り上げ、どう戦われたか詳説する。

筑摩選書
0006
我的日本語
The World in Japanese
リービ英雄

日本語を一行でも書けば、誰もがその歴史を体現する。異言語との往還からみえる日本語の本質とは。日本語を母語とせずに日本語で創作を続ける著者の自伝的日本語論。

筑摩選書
0007
日本人の信仰心
前田英樹

日本人は無宗教だと言われる。だが、列島の文化・民俗には古来、純粋で普遍的な信仰の命が見てとれる。大和心の古層を掘りおこし、「日本」を根底からとらえなおす。

筑摩選書
0009

日本人の暦　今週の歳時記

長谷川 櫂

日本人は三つの暦時間を生きている。本書では、季節感豊かな日本文化固有の時間を歳時記をもとに再構成。四季の移ろいを慈しみ、古来のしきたりを見直す一冊。

筑摩選書
0010

経済学的思考のすすめ

岩田規久男

世の中には、「将来日本は破産する」といったインチキ経済論がまかり通っている。ホンモノの経済学の思考法を用いてさまざまな実例をあげ、トンデモ本を駆逐する！

筑摩選書
0011

現代思想のコミュニケーション的転回

高田明典

現代思想は「四つの転回」でわかる！「モノ」から「コミュニケーション」へ、「わたし」から「みんな」へと至った現代思想の達成と使い方を提示する。

筑摩選書
0014

瞬間を生きる哲学
〈今ここ〉に佇む技法

古東哲明

私たちは、いつも先のことばかり考えて生きている。だが、本当に大切なのは、今この瞬間の充溢なのではないだろうか。刹那に存在のかがやきを見出す哲学。

筑摩選書
0016

最後の吉本隆明

勢古浩爾

「戦後最大の思想家」「思想界の巨人」と冠される吉本隆明。その吉本がこだわった「最後の親鸞」の思考に倣い、「最後の吉本隆明」の思想の本質を追究する。

筑摩選書 0019

シック・マザー

心を病んだ母親とその子どもたち

岡田尊司

子どもの心や発達の問題とみなされる事象の背後に、母親の病が隠されていた！　精神医学の立場から「機能不全に陥った母とその子」の現実を検証、克服の道を探る。

筑摩選書 0020

利他的な遺伝子

ヒトにモラルはあるか

柳澤嘉一郎

遺伝子は本当に「利己的」なのか。他人のために生命さえ投げ出すような利他的な行動や感情は、なぜ生まれるのか。ヒトという生きものの本質に迫る進化エッセイ。

筑摩選書 0023

天皇陵古墳への招待

森 浩一

いまだ発掘が許されない天皇陵古墳。本書では、天皇陵古墳をめぐる考古学の歩みを振り返りつつ、古墳の地理的位置・形状、文献資料を駆使し総合的に考察する。

筑摩選書 0024

脳の風景

「かたち」を読む脳科学

藤田一郎

宇宙でもっとも複雑な構造物、脳。顕微鏡を通して内部を見ると、そこには驚くべき風景が拡がっている！　脳の実体をビジュアルに紹介し、形態から脳の不思議に迫る。

筑摩選書 0034

反原発の思想史

冷戦からフクシマへ

絓 秀実

中ソ論争から「68年」やエコロジー、サブカルチャーを経てフクシマへ。複雑に交差する反核運動や「原子力の平和利用」などの論点から、3・11が顕在化させた現代史を描く。

筑摩選書
0037

主体性は教えられるか

岩田健太郎

主体的でないと言われる日本人。それはなぜか。この国の学校教育が主体性を涵養するようにはできていないのではないか。医学教育をケーススタディとして考える。

筑摩選書
0038

救いとは何か

森岡正博
山折哲雄

この時代の生と死について、救いについて、人間の幸福について、信仰をもつ宗教学者と、宗教をもたない哲学者が鋭く言葉を交わした、比類なき思考の記録。

筑摩選書
0043

悪の哲学
中国哲学の想像力

中島隆博

孔子や孟子、荘子など中国の思想家たちは「悪」について、どのように考えてきたのか。現代にも通じるこの問題と格闘した先人の思考を、斬新な視座から読み解く。

筑摩選書
0044

さまよえる自己
ポストモダンの精神病理

内海 健

「自己」が最も輝いていた近代が終焉した今、時代を映す精神の病態とはなにか。臨床を起点に心や意識の起源に遡り、主体を喪失した現代の病理性を解明する。

筑摩選書
0046

寅さんとイエス

米田彰男

イエスの風貌とユーモアは寅さんに類似している。聖書学の成果に「男はつらいよ」の精緻な読みこみを重ね合わせ、現代に求められている聖なる無用性の根源に迫る。

筑摩選書
0049

身体の時間
〈今〉を生きるための精神病理学

野間俊一

加速する現代社会、時間は細切れになって希薄化し、心身に負荷をかける。新型うつや発達障害、解離などの臨床例を検証、生命性を回復するための叡智を探りだす。

筑摩選書
0054

世界正義論

井上達夫

超大国による「正義」の濫用、世界的な規模で広がりゆく貧富の格差……。こうした中にあって「グローバルな正義」の可能性を原理的に追究する政治哲学の書。

筑摩選書
0056

哲学で何をするのか
文化と私の「現実」から

貫 成人

哲学は、現実をとらえるための最高の道具である。私たちが一見自明に思っている「文化」のあり方、「私」の存在を徹底して問い直す。新しいタイプの哲学入門。

筑摩選書
0059

放射能問題に立ち向かう哲学

一ノ瀬正樹

放射能問題は人間本性を照らし出す。本書では、理性を脅かし信念対立に陥りがちな問題を哲学的思考法で問い詰め、混沌とした事態を収拾するための糸口を模索する。

筑摩選書
0060

近代という教養
文学が背負った課題

石原千秋

日本の文学にとって近代とは何だったのか？　文学が背負わされた重い課題を捉えなおし、現在にも生きる「教養」の源泉を、時代との格闘の跡にたどる。

筑摩選書
0068

「魂」の思想史
近代の異端者とともに

酒井 健

合理主義や功利主義に彩られた近代。時代の趨勢に反し、魂の声に魅き込まれた人々がいる。彼らの思索の跡は我々に何を語るのか。生の息吹に溢れる異色の思想史。

筑摩選書
0070

社会心理学講義
〈閉ざされた社会〉と〈開かれた社会〉

小坂井敏晶

社会心理学とはどのような学問なのか。本書では、社会を支える「同一性と変化」の原理を軸にこの学の発想と意義を伝える。人間理解への示唆に満ちた渾身の講義。

筑摩選書
0071

一神教の起源
旧約聖書の「神」はどこから来たのか

山我哲雄

ヤハウェのみを神とし、他の神を否定する唯一神観。この観念が、古代イスラエルにおいていかにして生じたのかを、信仰上の「革命」として鮮やかに描き出す。

筑摩選書
0072

愛国・革命・民主
日本史から世界を考える

三谷 博

近代世界に類を見ない大革命、明治維新はどうして可能だったのか。その歴史的経験から、時空を超える普遍的英知を探り、それを補助線に世界の「いま」を理解する。

筑摩選書
0076

民主主義のつくり方

宇野重規

民主主義への不信が募る現代日本。より身近で使い勝手のよいものへと転換するには何が必要なのか。〈プラグマティズム〉型民主主義に可能性を見出す希望の書！

筑摩選書
0077

北のはやり歌

赤坂憲雄

昭和の歌謡曲はなぜ「北」を歌ったのか。「リンゴの唄」から「津軽海峡・冬景色」「みだれ髪」まで、時代を映す鏡である流行歌に、戦後日本の精神の変遷を探る。

筑摩選書
0078

紅白歌合戦と日本人

太田省一

誰もが認める国民的番組、紅白歌合戦。今なお40％台の視聴率を誇るこの番組の変遷を、興味深い逸話を交えつつ論じ、日本人とは何かを浮き彫りにする渾身作！

筑摩選書
0079

脳の病気のすべて
頭痛、めまい、しびれから脳卒中まで

角南典生

脳の病気は「自分には関係ない」と考えがち。そう思わせているのも脳です。気付きにくい自覚症状から病院や検査の使い方まで、いざという時に必須の基礎知識。

筑摩選書
0080

書のスタイル　文のスタイル

石川九楊

日本語の構造と文体はいかにして成立したのか。東アジアのスタイルの原型である中国文体の変遷から日本固有の文体形成史をたどり、日本文化の根源を解き明かす。

筑摩選書
0081

生きているとはどういうことか

池田清彦

生物はしたたかで、案外いい加減。物理時間に載らない「生きもののルール」とは何か。発生、進化、免疫、性、老化と死といった生命現象から、生物の本質に迫る。

筑摩選書 0082

江戸の朱子学

土田健次郎

江戸時代において朱子学が果たした機能とは何だったのか。この学の骨格から近代化の問題まで、思想界に与えたインパクトを再検討し、従来的イメージを刷新する。

筑摩選書 0083

〈生きた化石〉生命40億年史

R・フォーティ
矢野真千子 訳

五度の大量絶滅危機を乗り越え、何億年という時を生き延びた「生きた化石」の驚異の進化・生存とは。絶滅と存続の命運を分けたカギに迫る生命40億年の物語。

筑摩選書 0084

死と復活
「狂気の母」の図像から読むキリスト教

池上英洋

「狂気の母」という凄惨な図像に読み取れる死と再生の思想。それがなぜ育まれ、絵画、史料、聖書でどのように描かれたか、キリスト教文化の深層に迫る。

筑摩選書 0085

うつ病治療の基礎知識

加藤忠史

社会生活に甚大な影響を与える精神疾患、「うつ病」。診断と治療について関係者が知っておくべき知識を網羅した本書は、現在望みうる最良のガイドである。

筑摩選書 0086

賃上げはなぜ必要か
日本経済の誤謬

脇田成

日本経済の復活には、賃上げを行い、資金循環の再始動が必要だ。苦しまぎれの金融政策ではなく、労働政策を通じて経済全体を動かす方法を考える。